肝病与感染病

防治攻略

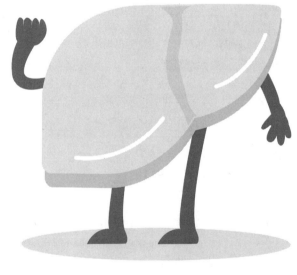

颜学兵 —————————— 主编

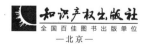

知识产权出版社
全国百佳图书出版单位
—北京—

图书在版编目（CIP）数据

肝病与感染病防治攻略/颜学兵主编. —北京：知识产权出版社，2023.4
（健康中国科普丛书）
ISBN 978-7-5130-8057-6

Ⅰ.①肝… Ⅱ.①颜… Ⅲ.①肝疾病-防治-普及读物 ②感染-疾病-防治-普及读物
Ⅳ.①R575-49 ②R4-49

中国版本图书馆 CIP 数据核字（2022）第 014944 号

内容提要

本书立足常见肝病与感染病，旨在向大众普及基础知识和预防措施，提高大众对肝病与感染病的认识，并从科学的角度分析日常生活中人们应该如何保护自己，从而降低肝病与感染病的发生率，从源头扼制疾病的侵染，助力全民健康。此外，本书特别添加"你问我答"章节，针对读者迫切关注的实际问题进行解答，具有很强的实用价值。

本书内容浅显易懂，作为科普书，适合大众阅读。

责任编辑：李　叶　　　　　　　　责任印制：刘译文

健康中国科普丛书

肝病与感染病防治攻略
GANBING YU GANRANBING FANGZHI GONGLUE
颜学兵　主编

出版发行：知识产权出版社有限责任公司	网　　址：http://www.ipph.cn
电　话：010-82004826	http://www.laichushu.com
社　址：北京市海淀区气象路 50 号院	邮　编：100081
责编电话：010-82000860 转 8745	责编邮箱：laichushu@cnipr.com
发行电话：010-82000860 转 8101	发行传真：010-82000893
印　刷：三河市国英印务有限公司	经　销：新华书店、各大网上书店及相关专业书店
开　本：720mm×1000mm　1/16	印　张：11.25
版　次：2023 年 4 月第 1 版	印　次：2023 年 4 月第 1 次印刷
字　数：144 千字	定　价：50.00 元

ISBN 978-7-5130-8057-6

目 录

第一章　认识肝脏

第二章　肝脏相关疾病

第三章　认识肝病

第四章　科学应对肝病

第五章　常见感染病

第六章　你问我答

第一章

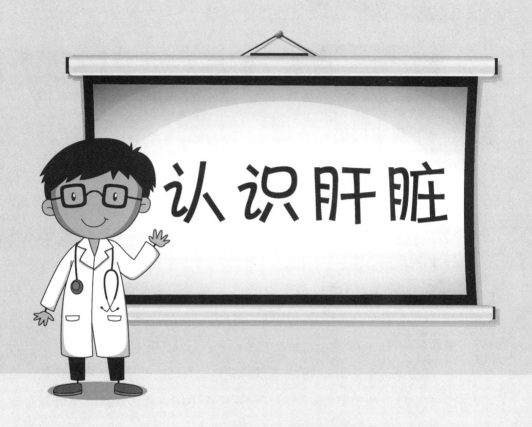

认识肝脏

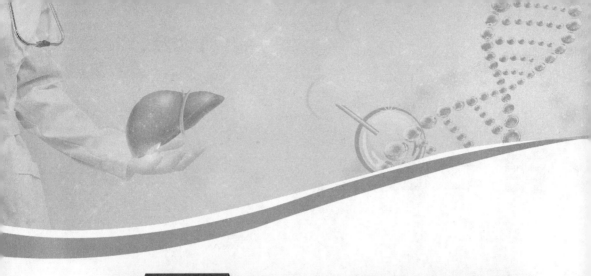

第一节　　我是你的心"肝"宝贝

（一）纵观肝脏

读者朋友们大家好，我是本书的嘉宾——肝脏，英文名 liver，就住在大家小小的身体里。虽然我没有大小肠的"身高"，也不像肾脏有个"双胞胎兄弟"，但我成年时重达 1200~1600g，约占成人体重的 1/50，是人体最大的实质性器官。

我大部分位于右季肋部及上腹部，小部分位于左季肋区，上界在右锁骨中线第 5 肋间，上部分（膈面）紧贴膈肌，与右肺和心脏相邻，下面（脏面）与胃、十二指肠、结肠右曲相邻。脏面的中部有 H 形的两条纵沟和一条横沟。左侧纵沟的前部有肝圆韧带，为胚胎时期的脐静脉闭锁的遗迹；右侧纵沟的前部容纳胆囊，后部紧接下腔静脉。横沟处有肝固有动脉、肝门静脉、肝管、淋巴管及神经等通过，构成第一肝门。后面接触右肾、肾上腺和食管贲门部。因血供丰富呈现红褐色楔形外观，右端圆钝而厚，左端逐渐变窄而薄，结构复杂，受外界暴力后易损伤破裂出血。尤其右季肋部外伤或相应肋骨骨折可致破裂，导致腹腔内出血。一般认为，成人肝上界位置正常的情况下，如在肋弓下触及肝脏，则多为病理性肝肿大。幼儿的肝下缘位置较低，露出到右肋下一般属正常情况。

（二）肝脏的五叶八段

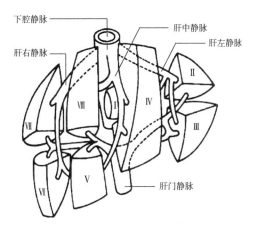

下腔静脉   肝中静脉   肝左静脉   肝右静脉   肝门静脉

■ 肝脏的"五叶八段"

解剖学上根据肝脏的肝门静脉和肝静脉（包括下腔静脉、肝中静脉、肝左静脉、肝右静脉）的走形可以将肝脏分为五叶八段。"五叶"包括左外叶、左内叶、右前叶、右后叶和尾状叶。"八段"则相当于尾状叶为Ⅰ段，左外叶为Ⅱ、Ⅲ段，左内叶为Ⅳ段，右前叶为Ⅴ、Ⅷ段，右后叶为Ⅵ、Ⅶ段。

（三）肝脏的韧带

肝上面有镰状韧带，前下缘于脐切迹处有肝圆韧带；镰状韧带向后上方延伸并向左、右伸展成冠状韧带，冠状韧带又向左、右伸展形成左、右三角韧带。在右冠状韧带上、下叶之间，有一部分肝面没有腹膜覆盖，称肝裸区。肝的脏面有肝胃韧带和肝十二指肠韧带，前者亦称小网膜，后者向上直达肝门横沟，内含肝门静脉、胆管和肝动脉等，其三者关系类似倒"品"形，肝门静脉居后，胆管在右前方，肝动脉居左。近肝门处三者主干分支点以肝管最高，紧贴肝门横沟，肝门静脉稍低，肝动脉则最低，较易解剖分离。另外，在右侧肝的脏面还有肝结肠韧带和肝肾韧带。

（四）肝脏的血管

肝脏有双重血液供应，因此血液供应非常丰富。肝脏的血容量相当于人体总量的14%，这是与腹腔内其他器官不同的。成人肝每分钟血流量有1500~2000ml。

肝的血管分入肝血管和出肝血管两组。入肝血管包括肝固有动脉和肝门静脉，属双重血管供应。出肝血管是肝静脉系。肝动脉是肝的营养血管，肝血液供应的1/4来自肝动脉，其将直接来自心脏的动脉血输入肝脏，主要供给氧气。肝门静脉是肝的功能血管，肝血液供应的3/4来自肝门静脉，肝门静脉进入肝脏后分为各级分支到小叶间静脉，把来自消化道的含有营养的血液送至肝脏"加工"。

肝门静脉由脾静脉和肠系膜上静脉汇合而成。肝门静脉还与腔静脉间存在侧支吻合，正常情况下，这些吻合支是不开放的。由于上述血管间的联系，当肝脏某些病理因素（如肝硬化）导致肝门静脉循环障碍时，血流受阻，可引起脾脏淤血肿大。当侧支循环开放（如致食管静脉淤血曲张，甚至破裂出血；如通过直肠静脉丛形成肝门静脉和下腔静脉吻合，可致此处静脉丛破裂导致便血；如通过脐周静脉丛形成门静脉和上、下腔静脉吻合）肝门静脉高压时，可出现脐周静脉怒张的"海蛇头"现象。

（五）肝脏的相关检查

1. 体格检查

肝病面容（面色晦暗）、蜘蛛痣、肝掌、皮肤黏膜黄染、肝脏缩小、脾脏增大、腹水、腹壁静脉曲张等为肝脏疾病特殊体格。

2. 实验室指标

（1）反映肝实质损害的指标

主要包括谷丙转氨酶（ALT）、谷草转氨酶（AST）等，其中 ALT 是最常用的敏感指标，1% 的肝细胞发生坏死时，血清 ALT 水平即可升高 1 倍。AST 持续升高，数值超过 ALT 往往提示肝实质损害严重，是慢性化程度加重的标志。

（2）反映胆红素代谢及胆汁淤积的指标

主要包括总胆红素，直、间接胆红素，尿胆红素，尿胆原，γ-谷氨酰转肽酶（γ-GT）及碱性磷酸酶（ALP）等。肝细胞变性坏死、胆红素代谢障碍或者胆汁淤积时，可以出现上述指标升高；溶血性黄疸时，可以出现间接胆红素升高。

（3）反映肝脏合成功能的指标

主要包括白蛋白、前白蛋白、胆碱酯酶、凝血酶原时间（PT）和凝血酶原活动度（PTA）等。当长期白蛋白、胆碱酯酶降低，PTA 下降，补充维生素 K 不能纠正时，说明正常肝细胞逐渐减少，肝细胞合成蛋白、凝血因子功能差，肝脏储备功能减退，预后不良。

（4）反映肝纤维化的指标

主要包括Ⅲ型前胶原（PCⅢ）、Ⅳ型胶原（C-Ⅳ）、透明质酸酶（HA）、层粘连蛋白（LN）等，这些指标可以协助诊断肝纤维化和早期肝硬化。

（5）肝脏凝血功能的检测指标

①PT，正常值为 11～15s，较正常对照延长 3s 以上有意义。急性肝炎及轻型慢性肝炎时 PT 正常，严重肝细胞坏死及肝硬化病人 PT 明显延长。PT 是反映肝细胞损害程度及判断预后较敏感的指标。

②PTA，正常值为 80%～100%，其临床意义同 PT。

3. 影像学检查

通过肝脏彩超、电子计算机断层扫描（CT）、磁共振成像（MRI）、磁共振胰胆管造影（MRCP）等手段检查肝脏有无结节、硬化，肝脾体积大小，门静脉血流情况等。

4. 活组织检查

主要用于：①局灶性脂肪肝与肿瘤区别；②探明某些少见疾病，如胆固醇酯累积病、糖原贮积病等；③无症状性可疑非酒精性脂肪性肝炎（NASH），肝活组织检查是唯一诊断手段；④戒酒后酒精性脂肪性肝病（ALD）或 ALD 有不能解释的临床或生化异常表现者；⑤肥胖减少原有体重 10% 后，肝酶学异常仍持续者，需活检寻找其他原因；⑥任何怀疑不是单纯肝细胞脂肪变性或疑有多病因引起者。

（六）造成肝损伤的因素

1. 感染

最常见的是嗜肝病毒，包括甲、乙、丙、丁、戊型肝炎病毒，其中甲型肝炎（简称"甲肝"）及戊型肝炎（简称"戊肝"）起病急，为粪-口途径传播，也就是普遍理解的病从口入，很少转为慢性，预后较好；乙型肝炎（简称"乙肝"）及丙型肝炎（简称"丙肝"）主要经血液、母婴、性接触传播；丁型肝炎（简称"丁肝"）病毒与乙肝病毒协同或重叠感染，可使病情复发或加重。细菌、寄生虫感染也会损伤肝脏，但相对较少。

2. 酒精

酒精性肝病为慢性酒精中毒的主要表现之一，是最常见的肝脏疾病。长期大量酗酒者可发生此类损害。肝是酒精代谢、降解的主要场所，慢性酒精中毒主要引起肝的三种损伤：脂肪肝、酒精性肝炎和酒精性肝硬化。

3. 药物

在药物使用过程中，因药物本身或其代谢产物，或由于特殊体质对药物的超敏感性或耐受性降低所导致的肝脏损伤称为药物性肝损伤（drug induced liver injury，DILI），亦称药物性肝病，临床上可表现为各种急慢性肝病，轻者停药后可自行恢复，重者可能危及生命，需积极治疗、抢救。如抗肿瘤的化疗药，抗结核药，解热镇痛药，免疫抑制剂，降糖降脂药，抗细菌、抗真菌、抗病毒药及某些"保健品"或减肥药皆可致肝损伤。

4. 自身免疫问题

自身免疫性肝病是因体内免疫功能紊乱引起的一组特殊类型的慢性肝病，包括自身免疫性肝炎（AIH）、原发性胆汁性胆管炎（PBC）、原发性硬化性胆管炎（PSC）及相互重叠的所谓重叠综合征。青年或中年女性常见，临床表现有黄疸、发热、皮疹和关节炎等症状，血清 γ 球蛋白或免疫球蛋白 G（IgG）增高，血中出现自身抗体（抗核抗体、抗平滑肌抗体等），缺乏各种肝炎病毒的血清学标志。

5. 其他

原发和继发的肝脏肿瘤、心功能不全导致肝淤血、某些先天性肝脏疾病、静脉高价营养等，都可以造成不同程度的肝损害。这些肝损害的早期表现往往是 ALT 或胆红素升高，不祛除病因，肝脏的损害会进一步加重。

第二节　肝脏的运作

肝脏为脊椎动物体内的一种器官，以代谢功能为主，并扮演着除去毒素、储存糖原（肝糖）、分泌合成蛋白质等重要角色。此外，肝脏会制造胆汁。

成人肝脏为红棕色 V 字形器官。肝脏位于人体腹部位置，在右侧横膈膜之下，位于胆囊前端且在右边肾脏前方，胃上方。

有两大血管通往肝脏：肝动脉和肝门静脉。肝动脉来自腹腔；肝门静脉引消化道的静脉血进入肝脏，肝脏可以处理其中的营养物质和毒素，然后注入下腔静脉。

微胆管收集胆汁聚集成胆道，接着由左、右肝管回收到总肝管。胆囊管和总肝管聚集合成胆总管。胆总管进入十二指肠前壶腹部位和胰管相连接，将肝脏分泌储存于胆囊内的胆汁直接注入降十二指肠内帮助脂肪代谢消化。

肝脏功能主要由肝细胞实现和维持，其功能非常复杂，可以说是人体最繁忙器官之一。目前还没有人工器官或装置能够模拟肝脏所有功能。

（一）分泌与排泄胆汁

肝脏在 24h 内制造约 1000ml 胆汁，经胆管运送到胆囊，胆囊浓缩和排放胆汁，以促进脂肪在小肠内的消化和吸收。

（二）分解代谢

肝脏可以分解胰岛素和其他激素。肝脏分解血红蛋白，形成代谢物，如胆红素和胆绿素等。肝脏还可将氨转换成尿素。

1. 蛋白质代谢

肝脏是人体白蛋白唯一的生成器官，球蛋白、血浆白蛋白、纤维蛋白原和凝血酶原的合成、维持和调节都需要肝脏参与。氨基酸代谢如脱氨基反应、尿素合成及氨的处理也需要肝脏。

2. 糖代谢

饮食中的淀粉和糖类消化后变成葡萄糖经肠道吸收后，肝脏将其合成肝糖原储存于肝脏，当机体需要时，肝糖原又可分解为葡萄糖供机体利用。即当血液中血糖浓度变化时，肝脏具有调节作用。因此，在正常情况下，肝糖原的合成和分解保持着动态的平衡。

3. 维生素代谢

多种维生素，如维生素 A、维生素 B、维生素 C、维生素 D 和维生素 K 的合成与储存均与肝脏密切相关。很多人所说的猪肝"明目"，便是因为猪肝储存维生素 A，用正确的方法烹饪的猪肝较其他食物可以更有效地补充维生素 A——一种别名视黄醇的维生素，对维持视力十分重要。除此之外，其还具有促进生长、繁殖，维持骨骼，维持上皮组织和黏膜上皮正常分泌功能等多种生理作用，甚至还有阻止癌前期病变的作用。

如果肝脏罢工，则意味着人体不能有效地吸收各种脂溶性的维生素。

当缺乏维生素 A 时表现为生长迟缓、暗适应能力减退而易形成夜盲症；也会使表皮和黏膜上皮细胞干燥、脱屑、过度角化，泪腺分泌减少，从而发生眼干燥症，重者角膜软化、穿孔而失明；还会使呼吸道上皮细胞角化并失去纤毛，抵抗力降低易于感染。

维生素 K 是四种凝血蛋白（凝血酶原、转变加速因子、抗血友病因子和司徒因子）在肝脏内合成时必不可少的物质，对 γ-羧基谷氨酸的合成同样具有辅助作用。如果缺乏维生素 K，则肝脏合成的上述四种凝血因子均为异常蛋白质分子，催化凝血作用的能力将大大下降。直接导致的结果便是伤口血流不止，皮肤出现多样的瘀斑、瘀点，频繁的牙龈出血。

除辅助凝血蛋白的合成，维生素 K 也有助于骨骼的生成，因为维生素 K 参与合成维生素 K 依赖蛋白质（BGP），BGP 能调节骨骼中磷酸钙的合成。特别对老年人来说，他们的骨密度和维生素 K 呈正相关。经常摄入含维生素 K 的绿色蔬菜，能有效降低骨折的风险。

已知最常见的成人维生素 K 缺乏性出血多发生于摄入含维生素 K 低的

膳食并服用抗生素的病人中。维生素 K 不足可见于吸收不良综合征和其他胃肠疾病如囊性纤维化、溃疡性结肠炎、节段性小肠炎、短肠综合征、胆道梗阻、胰腺功能不全等，以上情况均需补充维生素 K 制剂。

4. 激素与脂肪的代谢

脂类是脂肪和类脂的总称，其中脂肪又称甘油三酯或三酰甘油；类脂包括磷脂、胆固醇、胆固醇酯和糖脂等。肝脏是体内调控脂类生成、过氧化、分解和运输的重要脏器之一，能维持机体脂类代谢稳态。

脂类代谢异常则伴随脂肪肝、肥胖等代谢综合征风险增加。研究发现，雌激素水平减低的绝经后女性及雄激素水平减低的老年男性更易罹患代谢综合征相关疾病，表明与年龄和性别密切相关的性激素在脂类代谢中发挥重要调节作用。无论性别如何，两种性激素都以不同的数量级同时存在。关键的生物活性物质分别是雌二醇和睾酮，能通过各自的受体发挥应有的功能。

肝脂肪变性是代谢综合征的主要表现——与脂类物质合成和分解之间的不平衡有关。脂肪肝的患病率存在性别和年龄差异，提示性激素在其中起着至关重要的作用。雌激素和雄激素通过雌激素受体和雄激素受体来调控肝脏脂类代谢。于女性而言，雌二醇与雌激素受体结合降低肝脏脂肪生成及脂肪酸摄取，同时增强脂肪分解和胆固醇分泌。在男性体内，睾丸激素通过雄激素受体减少脂肪生成并促进脂肪分解。这些研究结果表明，性激素及其受体可以作为预防肝脂肪变性的潜在靶标。

肝脏参与激素的灭活。肝功能长期受损时可出现性激素失调，可有性欲减退，腋毛、阴毛稀少或脱落，阳痿，睾丸萎缩，男性乳房发育，女性月经不调，出现肝掌和蜘蛛痣等。

5. 其他

肝脏通过神经及体液参与水的代谢过程；通过抵消脑下垂体后叶抗利

尿激素的作用，保持正常的排尿量；肝脏还有调酸碱平衡及矿物质代谢的作用，更是重要的热能供给器官。

（三）造血

胎儿时期肝脏为主要造血器官，至成人时由骨髓取代，造血功能停止，但在某些病理情况下其造血功能恢复。另外，几乎所有的凝血因子都由肝脏制造。即在人体凝血和抗凝血两个系统的动态平衡中，肝脏起着重要的调节作用。因此，肝功能破坏的严重程度常与凝血障碍的程度平行，肝衰竭者常有严重的出血。

（四）其他功能

肝脏是人体最大的营养中心。肝脏存储大量的物质，包括葡萄糖（以肝糖形式）、维生素 A（1~2 年的供应量）、维生素 D（1~4 个月供应量）、维生素 B_{12}、铁和铜。

肝脏也是最大的垃圾处理场。肝脏通过两大阶段将原来只溶于脂肪不利排除的毒素转换成可溶于水的成分，经大小便排到体外，达成将体内毒素分解、转换、排除的功能。

肝脏排毒过程中产生的有害中间物质需要抗氧化剂、营养素和植物衍生物来协助消除，如维生素 A、维生素 C、维生素 E、硒、铜、锌、锰、辅酶 Q10、硫化物、生物类黄酮素等。

1. 第一阶段：细胞色素 P450 家族

利用 P450 混合功能氧化酶的氧化作用、还原作用、水解作用来改变物质特性，直接、间接地增加毒素的溶解。能促进第一阶段的营养素有酵素、辅酶、维生素 C、维生素 D、维生素 B_2、维生素 B_3、维生素 B_6、叶酸、谷胱甘肽、过氧化酶、短键氨基酸、类黄酮素、卵磷脂等。

2. 第二阶段：结合反应

经由醛糖酸化、硫酸化、甘胺酸化分解苯甲酸盐、水杨酸盐；谷胱胺太结合反应分解有机溶剂、除草剂、重金属汞铅镉、杀菌剂、多环芳香烃化物；脂质过氧化可接着把在第一阶段解毒后的某些分子或直接于代谢物或毒素中加入一个极化的亲水分子，把原来亲脂不溶于水的毒素转成水溶性，再经由大小便排到体外。

第三节　保护肝脏，人人有责

肝脏在人体中承担着多元化的工作，与人的饮食起居息息相关。先祖在对人体解剖学的认识尚且较为朴素之时，中医学已总结出共识：肝为将军之官，主谋虑。

肝脏在处理原始人与危机四伏的自然的关系中占据举足轻重的位置，为早期人类能够辨别食物与毒物作出卓越的贡献。但是随着现代社会发展、生活节奏改变，越来越多人在不经意间养成了伤肝的习惯——饮酒、熬夜、吸烟，抛弃了这一曾经珍贵的"战友"。其中也有很多人对肝脏的重要性没有正确认识，因而错误地过着透支肝脏功能的生活。如果你足够珍惜自己独一无二的身体，就请耐心阅读下文。

（一）影响现代人肝脏健康的主要因素有哪些？

①长期大量饮酒。酒是中国饮食文化的重要组成部分，与人际关系的建立与维持息息相关，因此商务应酬、亲朋相聚等少不了酒。中国有句古话："一杯是酒，两杯是药，三杯是毒。"过量饮酒伤害最大的是肝脏。酒精进入

人体在肝脏代谢分解过程中，肝细胞受到直接损害。据调查，我国饮酒者中80%的人有不同程度的 ALD。此外，酒精还损害神经系统和胃肠道，导致酒精性脑萎缩和胃炎。②长时间接触有害化学物品和化学药品，如装修房子的装修材料含甲醛、四氯化碳等有害物质。③营养失衡造成肝脏营养缺损，使其无法运转顺畅。④过量饮食。长期高脂肪的摄入，而且没有充足的体育锻炼，使脂肪堆积在肝脏，形成脂肪肝。⑤日常食物中存在的有害物质如农药、毒素、重金属、激素等。⑥工作压力过大，精神紧张。⑦作息时间不规律或长期熬夜。⑧长期使用药物。⑨病毒性的肝脏损伤。

《素问·五脏生成论》有言："肝之合筋也，其荣爪也。"肝又为将军之官，主谋虑。中医认为，肝与胆相为表里，开窍于目，肝主藏血，主疏泄，有贮藏和调节血液的功能。

（二）怎样养肝？

首先，要注意休息，坚持运动，避免过于劳累，不上火，不熬夜，尽量不饮酒，不滥用药物，必要时在医生的指导下用药。其次，清淡饮食，不吃辛辣、油炸、油腻、不易消化的食物，选择高蛋白及高维生素、低盐、低脂、低糖饮食。最后，要积极接种肝炎疫苗，有效预防乙肝和甲肝。此外，有些药物有护肝作用。

1. 水飞蓟素

水飞蓟素能够稳定肝细胞膜，保护肝细胞的酶系统，清除肝细胞内的活性氧自由基，从而提高肝脏的解毒能力，避免因肝细胞长期接触毒物如服用肝毒性药物、吸烟、饮酒等情况下受到的损伤。

2. 白藜芦醇

白藜芦醇（resveratml，RES）化学名称为 3,5,4-三羟基二苯乙烯，是一种天然多酚类化合物，广泛存在于多种植物中。近年来发现，白藜芦醇具有调节血脂、抗血小板聚集、抗氧化、保护心血管、抗癌等多种重要生物活性，逐渐成为营养学研究的热点之一。大量试验研究表明，衰老是由于机体自由基生成和抗氧化失去平衡引起的细胞变性坏死或是凋亡、细胞功能丧失，最后出现整个机体的衰老。肝脏是活性氧自由基产生和清除的重要器官，肝脏中抗氧化酶活性的降低及脂质过氧化物的升高与衰老有关，而白藜芦醇的存在可以更有效地实现肝脏的功能。

3. 维生素 C

肝脏在体内有许多功能，如分泌胆汁等，这对吸收和利用某些类型的脂肪和维生素很重要。肝脏还通过抵御环境或摄入的毒素保护身体。此外，肝脏还负责合成、存储和代谢脂肪、碳水化合物及一些蛋白质。因此保持肝脏健康非常重要，而其中一个促进肝脏健康的方法就是每天补充维生素 C。

维生素 C 是一种抗氧化剂，有预防和减少肝脏细胞毒素等作用。已证实大量摄入维生素 C（500～5000mg）有助于清洁肝脏，减少脂肪沉积，甚至还能预防肝硬化。一些研究结果显示，肝脏维生素 C 水平高还能逆转或减轻黄疸病和肝硬化等肝脏疾病。

第四节　提示肝病的几个早期症状

（一）食欲减退、恶心厌油

这是大多数肝炎患者都有的症状，黄疸型肝炎患者表现得更严重。肝脏是人体内最大的"化工厂"，它参与人体内的所有代谢过程，分泌胆汁是其重要功能之一，胆汁中的胆盐对脂肪的消化吸收起着重要作用。肝炎患者因肝炎病毒诱发肝细胞大量破坏，分泌胆汁的功能减低，从而影响脂肪的消化，所以会出现厌油；患肝炎时会发现胃肠道充血、水肿，蠕动减弱，胃肠功能紊乱等症状，影响食物消化与吸收，所以会导致患者食欲减退、恶心、厌油等。

（二）排除其他感染因素的持续性发热

急性黄疸型肝炎早期常有发热，多在 37.5~38.5℃，高热少见，一般持续 3~5 天，而无黄疸型肝炎者发热温度远远低于黄疸型肝炎者。许多患者发热还伴有周身不适、食欲减退，误认为得了感冒。为数不少的黄疸型肝炎患者，往往按感冒治疗，3~5 天后黄疸出现才被确诊。

（三）尿黄如茶

正常情况下，红细胞的寿命是 120 天。被破坏的红细胞会放出血红蛋白，经过一系列的分解代谢，变成黄色物质，名胆红素。肝炎病毒可导致肝细胞破坏，影响胆红素的代谢，使进入血液的胆红素增多，经尿液排出体外较平时增加，故尿色加深。尿的颜色越黄，说明肝细胞破坏越重。病情好转后尿色逐渐恢复正常。

（四）疲乏无力

这是肝炎患者发病的早期表现之一。患者往往说不清楚何时起病，其表现也不相同，轻者不爱活动，重者卧床不起，连洗脸、吃饭都不爱做。经充分休息，疲劳感仍不能消除，严重者会感觉四肢与身体分离似的。出现这些症状的主要原因包括：首先，肝炎患者的食欲缺乏，消化吸收不良，导致人体能量不足；其次，病毒导致肝细胞破坏，使肝脏制造和储存糖原减少；最后，缺乏维生素、电解质紊乱及肝细胞破坏影响神经、肌肉的正常功能，从而出现全身乏力。

（五）肝区疼痛

肝炎患者常常诉说肝区痛，涉及右上腹或右背部，疼痛程度不一，有的肝炎患者胀痛、钝痛或针刺样痛，活动时加剧，且时间不一，有时左侧卧位时疼痛减轻。出现这种症状的主要原因是肝炎病毒引起肝脏肿大，肝包膜受牵拉。

（六）巩膜发黄

人白眼球和皮肤变黄的现象就叫黄疸。黄疸是肝炎中最易被发现的表现。最明显的是眼白变黄，有时在灯光下不明显，而在户外阳光下易于辨认。为确诊需化验血和尿中胆红素含量是否升高。如果肝脏损伤、胆道阻塞，血液化验肝功能可发现血中的胆红素升高，沉着在皮肤黏膜上表现为肉眼可见的面黄眼黄，尿液呈现浓茶色。有时胆红素不能排泄到肠道，粪便颜色变浅甚至呈陶土色。

（七）下肢水肿

肝硬化、肝癌伴腹水的患者，常有下肢水肿，轻者发生在踝部，严重者可蔓延至整个下肢，甚至全身水肿，按之凹陷。水肿须排除肾脏损害。临床上曾见到有的患者下肢高度水肿，水液能从大腿皮肤渗出。造成下肢水肿的主要原因是腹水压迫下肢静脉或癌栓阻塞，使静脉回流受阻。轻度水肿亦可因血浆白蛋白过低所致。

（八）皮肤发黄，睑色晦暗

肝病患者早期在畏寒、发热、恶心、呕吐、肝痛、极度乏力后，忽然出现眼睛和皮肤发黄，则表明可能患了急性黄疸型肝炎。慢性肝炎患者若出现黄疸，表明病情加重。肝病患者的面部暗淡而无光泽度。此外，严重的黑眼圈都是慢性肝病患者的早期症状，其中大多数为慢性乙肝。

（九）出血倾向

肝病出血现象主要由于肝功能减退，凝血因子合成减少，因而容易引起肝病患者牙龈出血、痔疮出血、胃肠道出血等，且出血时难以止住。

综上，身体出现以上不适时，考虑可能患有早期肝病，应及时去医院就诊，明确病因，做到"早就医、早诊断、早治疗"。

第二章

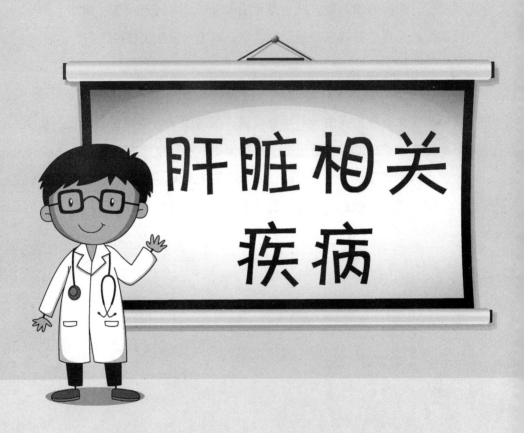

肝脏相关疾病

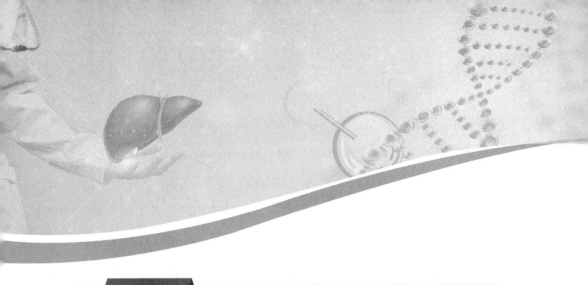

第一节　人人都需要知道的病毒性肝炎

病毒性肝炎是多种肝炎病毒引起的以肝脏损害为主的传染病，以乏力、厌油、食欲减退、肝功能异常为主要临床表现，部分人可出现黄疸，主要包含甲、乙、丙、丁、戊5种肝炎。下面和大家分享病毒性肝炎的相关知识。

（一）病原学

1. 甲型肝炎病毒

甲型肝炎病毒（HAV）为单股线状 RNA 病毒，感染后在肝细胞内复制，只有一个抗原-抗体系统。感染后早期产生 IgM 型抗体，一般可持续存在8~12周，IgG 型抗体可长期存在，即 IgM 是近期感染的标志，IgG 则是过去感染的标志。HAV 抵抗力较强，耐酸碱和低温，可在室温下生存1周，在贝壳类动物、污水、淡水、海水、泥土中能存活数月，对热、紫外线和含氯消毒剂敏感，56℃30min、100℃5min、氯消毒剂30min可以杀灭。

2. 乙型肝炎病毒

乙型肝炎病毒（HBV）为环状双链 DNA 病毒，在电子显微镜下可看见三种颗粒：①Dane 颗粒，又称大球型颗粒，为完整的病毒颗粒，由包膜蛋白和核心两部分组成。②小球型颗粒。③丝状颗粒。小球型颗粒、丝状颗粒主要成分为乙肝表面抗原（HBsAg）。HBsAg是HBV感染的主要标志，刺激机体产生乙肝表面抗体（HBsAb，也简称为抗HBs）。乙肝核心抗原（HBcAg）仅存在于Dane颗粒中，不易在血液中检出，刺激机体产生乙肝核心抗体（HBcAb，也简称为抗HBc），表明病毒在复制。乙肝e抗原（HBeAg）仅存在于Dane颗粒中，且游离存在于血液中，是HBV复制及强传染性的指标，刺激机体产生乙肝e抗体（HBeAb，也简称为抗HBe），它是预后良好的征象。

HBV对理化因素的抵抗力相当强：①对低温、干燥、紫外线、醚、氯仿、酚均有抵抗性。②高压灭菌（121℃15min）、0.5%过氧乙酸、5%次氯酸钠、3%漂白粉液、0.2%新洁尔灭等可使HBV失活。失活的HBV失去感染性，但仍保持HBsAg的抗原活性。

3. 丙型肝炎病毒

丙型肝炎病毒（HCV）是线状单股正链RNA病毒，抵抗力强，煮沸、高压消毒、紫外线可使病毒灭活，100℃5min或60℃10h能使病毒灭活。感染后产生HCV抗体（也称抗HCV），是HCV感染的标志，不是保护性抗体。抗HCV分为IgM型和IgG型，抗HCV IgM在发病后即可检测到，一般持续存在1~3个月。如果抗HCV IgM持续阳性，提示病毒持续复制，易转为慢性。

4. 丁型肝炎病毒

丁型肝炎病毒（HDV）是一种缺陷病毒，必须有HBV或其他嗜肝DNA病毒的辅助才能复制、表达抗原及引起肝损害。HDV常与HBV同时感染人体，但在大部分情况下是在HBV感染的基础上重叠感染。当HBV感染结束时，HDV感染亦随之结束。完整的HDV病毒有包膜和核心，外面是 HBsAg，内部是 HDV 抗原（HDV Ag）和核酸（HDV DNA），刺激机体产生 HDV 抗体（抗 HDV），但不是保护性抗体。

5. 戊型肝炎病毒

戊型肝炎病毒（HEV）是无包膜球形 RNA 病毒，在碱性环境中稳定，有镁、锰离子存在情况下可保持其完整性，对高热敏感，煮沸可将其灭活。感染后刺激机体产生 HEV 抗体（抗 HEV），抗 HEV IgG 于发病后 7 日便可以检出，是 HEV 感染的特点之一。

（二）流行病学

1. 传染源

（1）甲肝和戊肝

传染源主要为急性肝炎患者和隐性感染者。发病前 2 周和起病后 1 周从大便排出病毒最多，传染性最强。

（2）乙肝、丙肝、丁肝

传染源主要为急慢性肝炎患者、隐性感染者和病毒携带者。其中慢性肝炎患者和病毒携带者是主要传染源，传染性贯穿整个病程。

2. 传播途径

（1）甲肝和戊肝

主要由粪-口途径传播，通过污染水源或食物、日常生活接触及媒介传播。

（2）乙肝、丁肝

血液、体液传播是主要的传播方式，接触传播是次要的传播方式，还可通过母婴垂直传播，即母亲通过分娩、哺乳、经胎盘等方式传给婴儿。其他传播途径有消化道、呼吸道、昆虫等。

（3）丙肝

主要通过输血及血制品传播，也可通过性接触、母婴或密切接触传播。

3. 易感性与免疫力

甲肝，人类普遍易感，儿童、学龄前幼儿发病率高，感染后产生持久免疫力。乙肝，婴幼儿及青少年易感。丙肝，多见于成人，再次感染无保护性免疫。丁肝，普遍易感。戊肝，青壮年多见。

4. 流行特征

甲肝、戊肝以散发性发病为主。乙肝具有家庭聚集现象。流行暴发常见于甲肝和戊肝。秋、冬季为甲肝发病高峰。

（三）发病机制

甲肝通过免疫介导引起肝细胞损伤；乙肝通过机体在清除 HBV 的过程中造成肝细胞损伤；丙肝与 HCV 的直接致病作用及免疫损伤有关；丁肝同乙肝，对肝细胞有直接的损伤；戊肝同甲肝。

（四）临床表现

1. 急性肝炎

病程小于 6 个月，分为两型：急性黄疸型肝炎和急性无黄疸型肝炎。

（1）急性黄疸型肝炎

分为黄疸前期、黄疸期和恢复期。

黄疸前期：平均持续 5~7 天。出现流感样症状（发热、头痛、上呼吸道症状）、全身症状（乏力、全身不适）、消化系统症状（恶心、厌油、纳差、腹胀等）、其他症状（荨麻疹、血管神经性水肿等）。

黄疸期：持续 2~6 周。自觉症状好转，发热消退，尿色加深，巩膜和皮肤出现黄疸，1~2周内黄疸达高峰；肝大、质地软，有压痛，部分病例有轻度脾大。

恢复期：持续1个月左右。症状逐渐消失，黄疸消退，肝、脾回缩，肝功能逐渐恢复正常。

（2）急性无黄疸型肝炎

主要表现为消化道症状，无黄疸，症状轻，不易发现。

2. 慢性肝炎

病程大于6个月。根据病情轻重，可分为三种。慢性肝炎轻度：病情轻，自觉症状不明显。慢性肝炎中度：居于轻度与重度之间。慢性肝炎重度：有明显或持续的肝炎症状，伴肝病面容、肝掌、蜘蛛痣、脾大，肝功能明显异常。

3. 重型肝炎

（1）临床表现

黄疸加深，总胆红素>171μmol/L；肝脏缩小；消化道症状加重；出血倾向，PTA<40%；顽固性腹水；肝性脑病；肝肾综合征等。

（2）分型

根据病程分为急性重型肝炎（病程15日内）、亚急性重型肝炎（病程15日至24周）、慢性重型肝炎（病程在半年以上）。

（3）诱发因素

劳累、合并感染或败血症、长期大量饮酒或嗜酒、服用对肝脏有损害的药物、妊娠等。

4. 淤胆型肝炎

以肝内梗阻性黄疸为主要表现的一种特殊临床类型，临床表现为皮肤瘙痒、粪便颜色变浅呈白陶土色、肝大等。

（五）实验室检查

1. 肝功能检查

①血清酶测定：ALT 和 AST 升高，其中 ALT 最常用，是判断肝细胞损害的重要指标。②人血白蛋白（ALB）减少。③PTA 下降。④胆红素（TBIL）升高。⑤血氨升高。

2. 病原学检测

（1）甲肝

抗 HAV IgM 阳性是甲肝近期感染的标志，为确诊依据。抗 HAV IgG 是保护性抗体，见于甲肝疫苗接种后或既往感染。

（2）乙肝

HBsAg 阳性是感染乙肝的主要标志。HBsAb 是中和性抗体，具有保护作用。HBeAg 阳性是 HBV 病毒复制的标志之一，提示传染性强。HBeAb 阳性是传染性减低的标志，提示传染性减弱。外周血不能检测到 HBcAg。HBcAb IgM 阳性提示近期感染；IgG 阳性提示既往感染。HBV DNA 阳性提示乙肝病毒复制，传染性强（见下表）。

◆ 乙肝五项检测结果分析

HBsAg	HBsAb	HBeAg	HBeAb	HBcAb	临床意义
－	＋	－	－	－	接种乙肝疫苗产生的保护性抗体
－	＋	－	＋	＋	既往乙肝感染，病毒已清除，有免疫力
＋	－	＋	－	＋	HBV 现症感染，病毒复制活跃，传染性强
＋	－	－	＋	＋	常提示 HBV 慢性感染，病毒复制相对减少，但不排除为 HBV 前 C 区变异，病毒复制仍然活跃
－	－	－	＋	＋	既往乙肝感染但未产生保护性抗体，不排除低滴度 HBV 感染
－	－	－	－	＋	既往乙肝感染，病毒已清除，或低滴度 HBV 现症感染

（3）丙肝

HCV RNA 在病程的早期可出现。抗 HCV IgM 阳性是急性期感染的标志，抗 HCV IgG 是有传染性的标志，而不是保护性抗体。

（4）丁肝

抗 HDV IgM 出现较早，急性期为阳性。抗 HDV IgG 是现症感染的标志。HDVAg、HDV DNA、抗 HDV IgM 和抗 HDV IgG 阳性都可确定为 HDV 感染。

（5）戊肝

抗 HEV IgM 是现症感染的标志，由于抗 HEV IgG 持续时间不超过半年，抗 HEV IgM 及抗 HEV IgG 均可作为近期感染的指标。

（六）预后

甲肝和戊肝均为自限性疾病，不发展为慢性，预后大都良好。但孕妇和老年人的戊肝易发展为重症肝炎，病死率可达 20%。

乙肝慢性化率约为 10%，全球逾 2 亿人为慢性 HBV 感染者。患者肝硬化的年发生率为 2%～10%，失代偿期肝硬化 5 年生存率为 14%～35%。肝硬化患者肝癌年发生率为 3%～6%。HDV 的感染可加重乙肝的病情。

丙肝慢性化率为 55%～85%。感染 HCV 时年龄在 40 岁以上、男性嗜酒（每天 50g 以上）、合并感染 HIV 并导致免疫功能低下者，可促进疾病进展。一旦发展成为肝硬化，丙肝相关的肝癌年发生率为 2%～4%。自从直接抗病毒药物（DAA）治疗方案应用后，慢性丙肝的临床预后显著改善。

针对 HAV、HBV 和 HEV 的感染，已有相关的注射疫苗可以预防，但目前尚无针对 HCV 和 HDV 感染的预防疫苗。避免与感染者的过度接触，避免医源性传播（不规范使用注射器、血制品等），避免性乱交，都是预防肝炎的有效措施。

第二节　酒肉穿肠过，脂肪肝中留

ALD 是由长期大量饮酒所致的肝脏疾病。初期通常表现为脂肪肝，进而可发展为酒精性肝炎、酒精性肝纤维化和酒精性肝硬化。严重嗜酒时可诱发广泛肝细胞坏死，甚至肝衰竭。

乙醇俗称酒精，系无色、透明的挥发性液体，也是各种酒精饮料的主要成分。乙醇分子中含有 C-O 极性共价键的极性分子，能与水分子形成氢键，因此乙醇能以任意的比例存在于各种酒中。乙醇在口腔、食道、胃、肠等器官直接通过生物膜进入血液循环，分布至全身进行代谢。酒精被吸收的过程可能在口腔中就开始了，到了胃部，也有少量酒精可直接被胃壁吸收，到小肠后，小肠会大量迅速吸收，然后经由血液循环进入肝脏。绝大部分的乙醇在肝脏进行代谢，只有极少部分的乙醇通过呼吸道、尿液、汗液等排到体外。乙醇对机体的损伤不仅在于自身，还有对代谢效应的影响。

（一）乙醇在体内的代谢过程

少量乙醇在进入人体后，马上随肺部呼吸或通过尿液和汗液排到体外，而绝大部分乙醇则在肝脏中被酶所分解。乙醇被吸收进入肝脏后，在肝脏细胞中的乙醇脱氢酶的催化作用下，转化为乙醛。乙醇脱氢酶对血液中低浓度的乙醇有极强的催化能力，在酒精代谢上作用极大。乙醛生成后很快在乙醛脱氢酶的作用下转化为乙酸，乙酸最终进入三羧酸循环，最后氧化成水和二氧化碳，同时释放大量的三磷酸腺苷（ATP）。

所以说，一个人的酒量大小取决于这个人体内所含乙醇脱氢酶和乙醛脱氢酶的含量：含酶多的人虽饮了较多的酒，但能顺利地完成上述化学变化；而这些酶含量比较少的人，酒后不能顺利完成上述变化，故缺少乙醛脱氢酶的人，酒后易面部潮红，解酒能力相对较差，酒精对肝脏的损伤也较常人更大。

（二）乙醇及其直接代谢产物对机体的损害

乙醇及其直接代谢产物对人体产生严重的损害。乙醇在人体内的代谢速率是有限度的，如果饮酒过量或长期饮酒可显著降低乙醛脱氢酶的活性，导致乙醛产生和代谢的不平衡，从而造成血液和肝脏组织中乙醛浓度明显升高。乙醛具有很强的毒性，对机体的所有器官均有影响，尤其对胃、肠、肝和神经系统的危害更为严重。

1. 乙醇及其直接代谢产物对胃的损害

乙醇在消化道内不需要消化即可吸收，吸收快且完全。高浓度乙醇具脱水作用，能凝固组织蛋白。乙醇还是有机溶剂，对胃黏膜有很强的腐蚀性，能破坏表面黏液层和黏液细胞，从而破坏胃黏膜正常代谢所需的生理环境。乙醇在胃黏膜代谢为乙醛后，与胃蛋白结合，参与对胃黏膜的损伤。乙醇代谢还可以导致胃及其周围组织的 DNA 损伤，引起细胞凋亡，引发一系列病变。

2. 乙醇及其直接代谢产物对肠的损害

大量摄入乙醇对肠道会有直接的毒害作用，尤其是小肠。酒精中毒者有痉挛性的腹部疼痛，特别是在大量饮酒后。这是乙醇引起双糖的缺乏而造成乳糖不耐受及小肠吸收水分和电解质缺损的结果。

如果长期饮酒，小肠绒毛发生不可逆改变，这种适应性变化可能会被破坏，会导致小肠吸收上皮细胞刷状缘中的寡糖酶活性永久性降低，患者可表现为慢性腹泻和营养不良。另外，饮酒后血液中小肠来源的乳糜颗粒水解受抑，这可能与血浆中脂蛋白脂肪酶的活性受影响，产生一过性高脂血症有关。肠腔内酒精浓度与小肠损伤严重程度有着直接的关系，小肠损伤在十二指肠和空肠最明显，小肠末端则较不显著。

3. 乙醇及其直接代谢产物对肝的损害

肝是对乙醇最敏感的器官。乙醇脱氢酶在肝中表达最高，其活性升高会导致肝细胞受损。乙醇氧化生成的乙醛是导致肝损伤的直接作用者，它可使肝细胞内线粒体受损，从而使肝细胞脂肪酸分解功能下降，形成脂肪肝；乙醛进入血液后，在黄嘌呤氧化酶作用下形成超氧化物，可引起脂质过氧化，导致肝损伤，引发肝细胞退变。不仅如此，乙醛还可与蛋白质结合形成乙醛复合体，导致蛋白质功能紊乱、刺激纤维生成和诱导免疫应答，导致肝细胞再度受损。

酒精进入人体后可有效抑制肝细胞的再生与修复功能，进而诱导肝细胞发生变性、坏死等病理变化，促进肝纤维化、肝硬化的发生。酒精进入人体后还可破坏人体的防御系统，从而降低机体的免疫力。

4. 乙醇及其直接代谢产物对神经系统的损害

乙醇首先对脑的高级整合功能产生抑制作用。乙醇通过多种途径对中枢神经系统产生影响，使大脑皮质兴奋，出现脑反射亢进，身体的稳定性、协调性、运动能力和知觉功能降低及自我控制能力消失；再发展会影响高级神经运动，表现为分辨力、记忆力、洞察力减退或迟钝，语言功能失常。随着乙醇量的增加，抑制作用扩散至大脑皮质和其他脑干、脊髓和丘脑，视觉、感觉均明显失常，严重时甚至会因心脏被麻醉或呼吸中枢失去功能而造成窒息死亡。乙醇和乙醛都可以使人出现头晕、脸红、心跳过速，甚至神志不清等酒精中毒现象，但乙醛的作用比乙醇更大。

不仅如此，饮酒过量还容易造成交通事故，引发暴力事故等。此外，人群流行病学研究表明，长期过量饮酒会增加高血压、脑卒中等危险，对个人健康及社会治安都有害。因此，在日常生活中要注意适度饮酒。

饮酒人群中一部分嗜酒或饮酒过量的人群会出现酒精性健康问题，其中 ALD 是酒精所致的最常见的脏器损害。

酒精进入人体后产生的唯一有营养价值的物质只有乙酸，它可以提供人体需要的热量，多余的热量则以脂肪的形式储存于体内。

（三）引起酒精性肝损伤进展或加重的因素

引起酒精性肝损伤进展或加重的因素较多，目前国内外研究已经发现的危险因素包括饮酒量、饮酒年限、酒精饮料品种、性别、种族、肥胖、肝炎病毒感染、遗传因素、营养状况等。饮酒方式也是酒精性肝损伤的一个危险因素，空腹饮酒较伴有进餐的饮酒更容易造成肝损伤。此外，女性对酒精介导的肝毒性更敏感。

（四）酒精性肝病临床诊断标准

①有长期饮酒史，一般超过 5 年，折合乙醇量男性每天≥40g，女性每天≥20g，或 2 周内有大量饮酒史，折合乙醇量每天>80g。

换算公式：乙醇量（g）=饮酒量（ml）×乙醇含量（%）×0.8。

②临床症状为非特异性，可无症状，或有右上腹胀痛、食欲缺乏、乏力、体重减轻、黄疸等。随着病情加重，可有神经精神症状和蜘蛛痣、肝掌等表现。

③血清 AST、ALT、γ-GT、总胆红素、PT、平均红细胞容积（MCV）和缺糖转铁蛋白（CDT）等指标升高。其中 AST/ALT>2，γ-GT 升高、MCV 升高为酒精性肝病的特点，而 CDT 测定虽然较特异但临床未常规开展。禁酒后这些指标可明显下降，通常 4 周内基本恢复正常（但 γ-GT 恢复较慢，有助于诊断）。

（五）ALD 的治疗

ALD 的治疗原则是戒酒和营养支持，以减轻酒精性肝病的严重程度，改善已存在的继发性营养不良和对症治疗酒精性肝硬化及其并发症。

1. 戒酒

戒酒是治疗 ALD 的最重要的措施。戒酒过程中应注意防治戒断综合征。

2. 营养支持

ALD 患者需良好的营养支持，应在戒酒的基础上提供高蛋白、低脂饮食，并注意补充维生素 B、维生素 C、维生素 K 及叶酸。

3. 药物治疗

①糖皮质激素可改善重症酒精性肝炎。

②美他多辛可加速酒精从血清中清除，有助于改善酒精中毒症状和行为异常。

③S-腺苷蛋氨酸治疗可以改善 ALD 患者的临床症状和生物化学指标。

④多烯磷脂酰胆碱对 ALD 患者有防止组织学恶化趋势的作用。

⑤甘草酸制剂、水飞蓟素类、多烯磷脂酰胆碱和还原型谷胱甘肽等药物有不同程度的抗氧化、抗炎、保护肝细胞膜及细胞器等作用，临床应用可改善肝脏生物化学指标。双环醇治疗也可改善酒精性肝损伤，但不宜同时应用多种抗炎保肝药物，以免加重肝脏负担及因药物间相互作用而引起不良反应。

⑥ALD 患者肝脏常伴有肝纤维化的病理改变，故应重视抗肝纤维化治疗。

⑦积极处理酒精性肝硬化的并发症（如门静脉高压、食管胃底静脉曲

张、自发性细菌性腹膜炎、肝性脑病和肝细胞肝癌等)。

⑧严重酒精性肝硬化患者可考虑肝移植，但要求患者肝移植前戒酒3~6个月，并且无其他脏器的严重酒精性损害。

(一) 为什么有些人喝酒会脸红？脸红的人一定能喝酒吗？

要回答这个问题，首先得弄清楚乙醇在体内的代谢情况。

首先，乙醇在乙醇脱氢酶的作用下氧化成乙醛，乙醛在乙醛脱氢酶的作用下氧化成乙酸，乙酸最后分解成二氧化碳排到体外。乙醛具有让毛细血管扩张的功能，而脸部毛细血管的扩张才是脸红的原因。所以喝酒脸红的人意味着能迅速将乙醇转化成乙醛，也就是说他们有高效的乙醇脱氢酶。不过我们不能忘了一种酶，乙醛脱氢酶，喝酒脸红的成因是只有乙醇脱氢酶没有乙醛脱氢酶，体内迅速累积乙醛而迟迟不能代谢，因此会涨红了脸。不过一两个小时后红色会渐渐去，这是因为肝脏里的细胞色素 P450 慢慢将乙醛转化成乙酸，然后进入 TCA 循环而被代谢。种族不同，乙醇脱氢酶、乙醛脱氢酶、细胞色素 P450 的多少和亚型不同，决定了个体的饮酒量。

(二) 真有那么多人喝酒喝出肝病吗？

下面看一组数据：ALD 占同期肝病住院患者的比例，从 1991 年的4.2%增至 2019 年的21.3%；酒精性肝硬化在肝硬化的病因构成比例，从

第二章　肝脏相关疾病

1991 年的 10.8% 增至 2019 年的 24.0%。

基于以上数据，您还觉得喝酒喝出肝病的人少吗？朋友们，好酒莫贪杯啊，小心被脂肪肝盯上。

饮酒后是否发病与多种因素有关，下面具体分析。①种类：饮用啤酒或烈酒与疾病的相关性比饮用葡萄酒更明显。②空腹饮酒比就餐时饮酒 ALD 的风险增加 2.7 倍。③饮酒量：此点与疾病的相关性毋庸置疑。④性别：女性对酒精肝毒性的敏感性是男性的 2 倍。⑤种族：中国人对酒精的耐受性较西方人好。⑥营养状态：营养不良的酗酒者死亡率较营养正常者高 2 倍以上。⑦合并病毒性肝炎的患者更易发生肝硬化及肝衰竭。

（三）什么是酒精性脂肪肝？

其是由长期大量饮酒导致的肝脏疾病。初期通常表现为单纯性脂肪肝，进而可发展成酒精性肝炎、肝纤维化和肝硬化。严重酗酒时可诱发广泛肝细胞坏死，甚至肝衰竭。

（四）ALD 分为哪几个阶段？

1. 酒精性脂肪肝

乙醇影响肝脏对脂肪酸的分解，使体内脂肪酸堆积，久而久之形成酒精性脂肪肝。非特异性，可无症状，或有右上腹胀痛、食欲减退、乏力、体质量减轻、黄疸。乙醇已成为我国继病毒性肝炎后导致肝损伤的第二大病因。

2. 酒精性肝炎

脂肪变性的肝细胞影响肝脏的正常代谢功能，还会产生大量的促炎因素，进而引发酒精性肝炎。临床表现除了有酒精性脂肪肝的症状外，常发生在近期、数周至数月大量饮酒后，出现全身不适、发热、腹痛、腹泻等，且有明显的体重减轻。患者可出现贫血和中性粒细胞增多、转氨酶升高、血清胆红素增高等表现。

3. 酒精性肝硬化

酒精性肝炎使肝细胞坏死或纤维化，形成酒精性肝硬化。早期无症状，中后期可出现体重减轻、食欲减退、腹痛、乏力、发热、尿色深、齿龈出血等症状。肝硬化失代偿期可出现黄疸、腹水、水肿、上消化道出血等症状。实验室检查可有贫血，白细胞和血小板下降，人血白蛋白降低、球蛋白增高表现。

4. 肝癌

酒精性肝硬化长期进展有发展为肝癌的可能性。

（五）酒精性脂肪肝的治疗原则

戒酒和营养支持，减轻酒精性脂肪肝的严重程度，改善已存在的继发性营养不良；对症治疗酒精性肝硬化及其并发症。戒酒是治疗酒精性脂肪肝最重要和首要的措施，戒酒过程中应注意防治戒断综合征。在戒酒的基础上，为患者提供高蛋白、低脂饮食，并补充多种维生素，加强营养支持。

（六）如何预防酒精性脂肪肝？

1. 节制饮酒

在现实生活中有部分人不饮酒是不可能的，关键要把握好饮酒量。乙醇对肝细胞有较强的毒性，最好戒酒，如果无法避免应酬，尽量用低度酒或不含乙醇的饮料。要避免空腹饮酒，可以在饮酒前适量口服些牛奶和酸奶等，这样可以保护胃黏膜，减少乙醇的吸收。切忌采用酒后催吐的方法，防止吸入肺内以及引起胃食道黏膜撕裂出血。对有大量饮酒或长期饮酒的患者，应定期检查肝功能。必要时肝穿刺活检，早发现 ALD，一旦发现有早期肝病，应禁酒。

2. 合理饮食

应多食素食，谷类为主，粗细搭配，宜清淡忌油腻，以营养易消化为原则。多吃蔬菜、水果，常吃奶类、豆类。禁食生冷、甜腻、辛热及生痰助湿之品。清淡少盐，并补充含维生素 B、维生素 C、维生素 K 及叶酸类较多的食物。

3. 调畅情志

肝胆之病易于郁滞，情志不畅、精神抑郁，则使气机逆乱、阴阳失调，诱发或加重疾病。对于患有酒精性脂肪肝或正常人群，要保持良好的状态，过大的心理压力和消极的精神因素会导致病情加重，影响整个疾病的康复过程和治疗效果。

4. 劳逸结合

健康者要注意锻炼身体，平衡体内的脂肪。ALD 患者要注意休息，做到起居有节，劳逸适量。在康复过程中应根据病情的缓急轻重及体质强弱，选择适当的锻炼方式。

5. 早发现、早治疗

早期发现和治疗酒精中毒患者可预防 ALD 的发生。应定期到医院做肝功能及体格检查，尤其是长期饮酒和有肝脏系统疾病的人，更应如此。

第四节 对抗健康与美丽的共同杀手
——非酒精性脂肪性肝病防治指南

（一）背景

脂肪性肝病（FLD）是以肝细胞脂肪过度贮积和脂肪变性为特征的临床病理综合征，是既往被大众忽视的一类疾病。随着对疾病认识的深入，FLD进展为肝硬化、肝癌等严重疾病的人群显著增多。目前，FLD被认为是广泛影响大众健康的重要疾病，可引起心血管疾病、肝外肿瘤、肝硬化、肝癌。根据有无长期过量饮酒的病因，分为非酒精性脂肪性肝病（NAFLD）和AFLD。在这里，我们主要探讨一下NAFLD的相关知识及NAFLD患者的健康指导。

NAFLD是指除酒精和其他明确的损肝因素所致的以肝细胞内脂肪过度沉积为主要特征的临床病理综合征，属于与胰岛素抵抗和遗传易感性密切相关的获得性代谢应激性肝损伤，包括单纯性脂肪肝（SFL）、NASH及其相关肝硬化。随着肥胖及其相关代谢综合征全球化的流行，NAFLD已成为我国第一大慢性肝病和健康体检肝脏生物化学指标异常的首要原因。普通成人NAFLD患病率为10%～30%，其中10%～20%为NASH，NASH10年内肝硬化发生率高达25%。NAFLD是隐源性肝硬化的主要原因，也是肝移植的第二大原因。

（二）病因

NAFLD分原发性和继发性两大类，前者与胰岛素抵抗和遗传易感性有关，而后者则由某些特殊原因所致。营养过剩所致体重增长过快和体重过重导致的脂肪肝，肥胖、糖尿病、高脂血症等代谢综合征相关脂肪肝，以及隐源性脂肪肝均属于原发性 NAFLD；而营养不良、全胃肠外营养、减肥手术后体重急剧下降、药物/环境和工业毒物中毒等所致脂肪肝则属于继发性 NAFLD。

（三）临床表现

NAFLD 起病隐匿，发病缓慢，常无症状。少数患者可有乏力、右上腹轻度不适、肝区隐痛或上腹胀痛等非特异症状。严重时可出现黄疸、食欲减退、恶心、呕吐等症状，部分患者可有肝大症状。

NAFLD 除可直接导致失代偿期肝硬化、肝细胞癌和移植肝复发外，还可影响其他慢性肝病的进展，并参与 2 型糖尿病和动脉粥样硬化的发病。代谢综合征相关恶性肿瘤、动脉硬化性心脑血管疾病以及肝硬化是影响 NAFLD 患者生活质量和预期寿命的重要因素。NAFLD 对人类健康的危害将不断增加，也是当代医学领域的新挑战。

（四）诊断

凡具备下列①～⑤项，并且具有⑥项或⑦项中任何一项者即可诊断为 NAFLD。①有易患因素：肥胖、2 型糖尿病、高脂血症等。②无饮酒史或饮酒折合乙醇量男性每周小于 140g，女性每周小于 70g。③除病毒性肝炎、药物性肝病、全胃肠外营养、肝豆状核变性和自身免疫性肝病等可导致脂肪肝的特定疾病。④除原发疾病的临床表现外，可有乏力、肝区隐痛、肝脾大等症状及体征。⑤血清转氨酶或 γ-GT、转铁蛋白升高。⑥符合 FLD 的影像学诊断标准。⑦肝组织学改变符合 FLD 的病理学诊断标准。

（五）治疗

首要目标是减肥和改善胰岛素抵抗，积极预防和治疗代谢综合征、糖尿病及其相关并发症。次要目标为减少肝脏脂肪沉积，避免因"附加打击"而导致 NASH 和慢加急性肝功能衰竭。

1. 改变不良生活方式

在没有特效药的情况下，改变生活方式，即控制饮食和增加体力活动/运动是 NAFLD 的主要推荐治疗方法。饮食干预能有效减少肝脏脂肪并降低肝脏的炎症介质水平，是低成本、有效的干预措施。应以饮食控制为基础减轻体重，减重 3%~5%，维持 1 年，可以改善代谢综合征，减轻脂肪肝；减重 10%，维持 1 年，可以减轻脂肪性肝炎，减轻肝纤维化。

（1）饮食控制

①适当控制膳食热量摄入，建议每天减少 500~1000kcal 热量，约每顿减少 1 个馒头的摄入量，每日热量控制在 750kcal。

②限制含糖饮料、糕点和深加工精致食品。过量摄取糖类会加重 NAFLD 病情，而且糖类的摄入量与炎性反应程度呈正相关。低糖类饮食（每天糖类摄入量小于 45%），在减轻体重、降低肝内三酰甘油含量方面具有很重要的作用。

③建议采用以蔬菜、豆类、水果为主的地中海饮食方式，食物供能比例为脂肪 35%~45%，碳水化合物（饭类）35%~45%，蛋白质 15%~20%。蛋白质缺乏可导致营养不良性脂肪变性，但是，蛋白质摄入过多会增加肾脏硬化、高血压和肾衰竭等急性肾脏疾病的风险。因此，每天摄入中等量蛋白质（占总能量的 15%~20%）即可，这样既安全又能维持基础需求。

④进食少量肉类，每周进食 2~3 次鱼肉，以含 ω-3 多不饱和脂肪酸的深海鱼为佳。以橄榄油为主要食用油，非油炸坚果可作为零食。不鼓励

过多的摄入 ω-6 多不饱和脂肪酸，因为它会改变炎性反应标志物，使脂质过度氧化。每天食用 1g 的 ω-3 多不饱和脂肪酸可以减少脂肪的生成，每天 2g 可以降低肝脏转氨酶水平、空腹血糖值，并减少三酰甘油生成及肝脏浸润程度。

⑤每餐都应以各色蔬菜为主，增加膳食纤维；主食以全谷物饮食为主；每周 2~3 次以豆制品代替肉类；每天进食新鲜水果。

⑥在饮食中适当增加益生元。益生元是不可分解的可以增殖的肠道益生菌，主要包括乳酸杆菌和双歧杆菌。

⑦氧化应激是肝细胞损伤的机制之一，维生素 E 作为一种天然抗氧化剂可以改善脂肪变性、炎性反应和降低转氨酶水平。不同剂量的随机试验结果显示，维生素 E 可改善 AST 和 ALT 水平。美国胃肠病学会（AGA）建议非糖尿病 NASH 患者每天使用 800U 的维生素 E，以改善肝脏组织学程度，延缓疾病进展，但不建议有 NASH 的糖尿病患者使用维生素 E。

⑧NAFLD 患者应严格限制大量饮酒，男性乙醇摄入量应控制在每天 30g 以下，女性乙醇摄入量控制在每天 20g 以下。可以适当饮用咖啡，咖啡中含有的咖啡因、双萜化合物和绿原化合物可以改善肝纤维化，保护肝细胞。

（2）运动锻炼

①坚持中等强度有氧运动 30min，每周 5 次；或每次高强度有氧运动 20min，每周 3 次，同时做 8~10 组抗阻训练（负重运动），每周 2 次。

②总运动量为每周 150~300min。

③运动处方实施进展分为适应期、提高期、稳定期。

④适度运动（携带轻度负荷，平地自行车或打网球至少 10min）可预防或减轻脂肪肝；中等强度运动（代谢当量 3.0~5.9）不能改善 NASH 或纤维化；高强度运动（代谢当量 ≥6）能够改善 NASH，代谢当量再提高一倍可能改善纤维化。

⑤抗阻运动每周 2~3 次，每次 45min，包括弹力带训练、引体向上、仰卧起坐、器械练习等，以没有疼痛、没有显著疲劳为度。

2. 药物治疗

单纯性 FLD 一般无须药物治疗，通过改变生活方式即可。对于 NASH 特别是合并进展性肝纤维化患者，使用维生素 E、甘草酸制剂、多烯磷脂酰胆碱等，可减轻脂质过氧化；胰岛素受体增敏剂如二甲双胍、吡格列酮可用于合并 2 型糖尿病的 NAFLD 患者；伴有血脂高的 NAFLD 患者可在综合治疗的基础上应用降血脂药物，但需要检测肝功能，必要时联合用保肝药。此外，肠道益生菌可减少内毒素的产生和能量的过度吸收。

3. 其他治疗

对改变生活方式和药物治疗无反应者，可通过减重手术进行治疗。NASH 伴有严重代谢综合征的患者，也可行粪菌移植。

（六）预后

单纯性 FLD 若积极治疗，可完全恢复。脂肪性肝炎如能及早发现、积极治疗，多数能逆转。部分脂肪性肝炎可发展为肝硬化甚至肝癌，其预后与病毒性肝炎后肝硬化、酒精性肝硬化相似。

第五节 小心"吃"出来的肝损伤
——药物性肝损伤防治指南

患者王某，男性，年近 50，看上去不足 40 岁，每被问及保养秘籍，都显得很神秘，但也因此沾沾自喜，更是热衷于此。他的秘籍就是每天吃十几种保健品，整天研究什么保健品有什么功效，然后大把大把地吃。最近却发现脸色越来越黄，眼睛和身上也变黄了，比较重视"脸面"的王某到医院一查，发现肝脏出了问题，转氨酶和胆红素都明显升高。经详细排查，确定是保健品导致的药物性肝损伤（DILI），幸运的是，经过治疗顺利康复出院。

另一患者小吴，南方人，刚大学毕业，一表人才，女生眼中的"高富帅"，美中不足的就是"少白头"。因对染发剂不放心，所以就自己进行食疗，用何首乌煮粥，做药膳，最终却导致急性肝衰竭，抢救无效死亡。

那么问题来了：很多人都会困惑，我又没有吃西药，仅仅吃了一些补品和药膳，怎么就吃出病来了呢？甚至连性命都搭进去了？

（一）概述：什么是 DILI?

在药物使用过程中，因药物本身或代谢产物，或由于特殊体质对药物的敏感或耐受性降低所导致的肝脏损伤称为 DILI，亦称药物性肝病，是最常见和最严重的药物不良反应之一。

随着医药工业的迅速发展，国内外新药不断问世，DILI 的发病率相应增加。由于药物和/或代谢产物引起的肝脏损害，可以发生在以往没有肝病史的健康者或原来就有严重疾病的患者身上。DILI 的表现症状与人类各种肝病的表现相同，可以表现为肝细胞坏死、胆汁淤积、细胞内微脂滴沉积或慢性肝炎、肝硬化等。

（二）病因：哪些药物可引起 DILI?

多种药物可以引起 DILI，如解热镇痛药、抗结核药物、抗肿瘤药物、抗癫痫药、降糖降脂药、激素类药物、抗感染（包括抗细菌、真菌及病毒）药物等。对于西药，"是药三分毒"大家常挂在嘴边，吃药前会看说明书，对药物的副作用等会进行了解；但对于一些草药、中成药或者植物提取物的认识却存在一些误区，认为这些是纯天然，很安全，实则不然。中草药是引起中国人肝损伤最常见的药物之一，如何首乌、土三七都是临床上常见的导致肝损伤的中草药。不仅一些植物草药可能有毒，部分动物内脏含有重金属，毒性可能更大，例如，鱼胆、蛇胆也可以导致肝损伤，千万要当心。一些保健品、补品及减肥药也经常引起 DILI，临床上屡见不鲜，须引起大家高度注意。

（三）流行病学：得 DILI 的人多吗？

目前明确引起肝脏损伤的药物超过 1000 种。我国普通人群 DILI 高于西方国家，已成为一个不容忽视的严重公共卫生问题。

（四）分类： DILI 都有哪几种？

DILI 通常分为急性和慢性两种。急性 DILI 包括急性肝炎型、肝内胆汁淤积型、急性脂肪肝型和混合型等。以急性肝炎型最多见，临床诊断有一定的难度。一方面，它所引发的临床表现与病毒性肝炎没有太大区别，也可出现乏力、食欲减退、肝区不适等；肝功能异常与病毒性肝炎患者相比也无特殊之处。另一方面，因我国人群中 HBsAg 携带率很高，这些携带者一旦发生 DILI 常常被诊断为乙肝。因此，对肝损伤患者，若忽略了伤肝药物史的询问，非常容易漏诊或误诊。

（五）发病机制：DILI 是怎么发生的？

导致 DILI 的药物分为可预测性和不可预测性两类。可预测性药物是指一旦使用该药物绝大多数人会出现肝损伤，吃这个药越多、时间越长，对肝脏的损伤就越大。代表性药物有对乙酰氨基酚、胺碘酮、环磷酰胺、环孢素、氨甲蝶呤等。不可预测性药物是指肝损伤程度与该药吃了多少、吃了多长时间没有关系，哪怕只吃一点点，也可能会发生严重的肝损伤，常发生在一些过敏或特殊体质的人身上，由免疫介导，出现类似急、慢性肝炎或自身免疫性肝病的临床表现。

DILI 的危险因素包括高龄、女性、妊娠、饮酒、联合使用药物、合并慢性肝病、合并艾滋病等。其中，年长者和女性，尤其容易发生药物相关的肝损伤。

（六）症状：DILI 有什么表现？

有些人认为 DILI 没什么大不了的，不就是身上出现皮疹、瘙痒，最多不想吃饭呗，药一停就好了，无须大惊小怪。DILI 早期身体可能没有不舒服，部分患者只是通过检查肝功能才发现肝脏损伤。即使出现症状，早期往往只出现乏力、食欲减退、精神差等不特异的表现，很多人都认为是工作劳累、休息不好导致的，未引起重视，等到出现小便颜色加深，皮肤和眼睛都发黄了，这才发现不对劲，而此时肝脏损伤已经非常严重了，部分患者甚至可能出现肝衰竭。要知道，即使在医疗条件发达的现在，严重肝衰竭的抢救成功率仍不足 50%。

（七）诊断：应该何时就医？

如果出现面色或白眼珠发黄、大便颜色变浅、食欲减退、厌油、发热、乏力、右上腹疼痛、皮肤瘙痒，应及时就医。

（八）治疗：DILI 怎么治？能治好吗？

首先，也是最重要的，就是及时停用可疑肝损伤药物。如果停药后症状好转，则无须治疗；如果停药后不好转或进一步加重，应充分权衡停药引起原发病进展和继续用药导致肝损伤加重的风险。选用适当的药物治疗，不需要同时吃好几种保肝药。危重症患者，需要血液透析、人工肝等支持治疗，必要时需要紧急肝移植。

多数患者在停用肝损伤药物后可完全恢复，但也有部分患者会发展为慢性 DILI，极少数患者可能进展为肝衰竭。

（九）日常：我该怎么预防 DILI？

①避免应用来源不明的药物、补品、保健品、偏方、减肥药等。

②提高用药警惕性。用药前了解自己的药物过敏史，知悉哪些药物容易导致肝损伤，尽量避免应用；如果病情需要必须应用，一定按照药物说明剂量服用，千万不能超量服用，且用药过程中需密切监测肝功能，尽早发现肝功能的变化。

③避免同类药物的重复应用。药物越多，在体内相互作用越多，形成新的肝毒性物质的机会也越多，因此应尽量避免。

④警惕 DILI 的易感因素。比如老年人、女性、妊娠状态、存在慢性基础疾病（糖尿病等）、饮酒后服药等，需警惕 DILI。

⑤一旦出现 DILI 的表现，要早发现，早就诊。乏力、食欲减退、恶心等是早期常见的表现，进一步发展有可能出现尿黄、皮肤黄、眼睛黄，需警惕，不适及时就医。

第六节　正确认识肝硬化，打好肝脏保卫战

肝硬化是一种慢性肝病，是某种原因导致肝脏结构和功能发生改变，表现为肝脏质地硬化和功能衰退。

正常肝脏的微观结构就像是海绵，肝细胞均匀地分布在一条条中央静脉周围，呈放射状，形成一个个以中央静脉为中心的肝小叶。肝细胞之间和肝小叶之间留有空隙，因此正常的肝脏质地柔软。而肝硬化后，以胶原蛋白为主的纤维会把原本均匀分布的肝细胞分隔开来，就像是蚕茧一样包裹住其中的肝细胞。这些纤维质地较硬，在肝脏中堆积过多后，肝脏自然而然也就变硬了。随着时间的推移，被纤维包裹在其中的肝细胞由于长期供血、供氧不足，会被活活"饿"死，能正常工作的肝细胞也就减少了，这也是肝硬化时肝脏功能下降的原因。

在我国，导致肝硬化的罪魁祸首是病毒性肝炎，如甲肝、乙肝、丙肝等。患者在患有病毒性肝炎后往往并不知情，就算发现了也不重视，这就给了病毒性肝炎发展的时间。只有在已经出现明显的病毒性肝炎的症状或者因为其他的疾病住院治疗时才会到医院检查，此时如果发现肝硬化，也并不稀奇。虽然我国乙肝疫苗已经大量普及，使我国新增乙肝患者数量和死亡率都趋于稳定不再上升，但我国仍有约 128 万（2019 年数据）的人患有病毒性肝炎，且患者越来越趋于年轻化。因此，抗击病毒性肝炎形势仍然非常严峻。

肝脏的功能就是"解毒"和"维稳"，人体代谢产生的大量有毒物质由肝脏处理转化为无毒物质，促进凝血的因子和大量参与机体功能的蛋白质也由肝脏合成。而肝硬化后，由于肝细胞死亡，肝脏的功能也随之下降，毒素就会淤积在体内，对其他器官的正常细胞产生毒性。此外，机体应对出血所需的凝血因子不足导致人体容易出血；蛋白质合成不足，导致机体免疫力下降和组织水肿。因此，肝硬化的患者就像是一座城墙有很多漏洞的城池，肝硬化越严重，患者患上其他疾病的概率也就越高，比如体内出血，细菌、病毒和真菌等病原体的感染，下肢水肿等。而肝硬化本身有发展为肝癌的可能，所以肝硬化就像是疾病的交通枢纽，可以连通很多其他的疾病。肝硬化一旦开始就不可逆，如果不控制病因，病情还会发展得更快。

那么，是不是肝硬化就是"绝症"呢？其实没有必要谈肝硬化色变，肝硬化的发展是可以被遏制的。当患者发现有肝硬化后，应尽快查明病因。在中国，肝硬化的大部分病因是病毒性肝炎，其次为乙醇。在明确了病因后，应当针对病因予以治疗，如抗病毒治疗、戒酒等。对于出现肝硬化明显症状的患者，应予以控制症状治疗，如用药消除水肿、补充蛋白质等，另外可运用保肝药物，促进肝细胞再生、改善肝细胞功能等。

第七节　面对肝癌，这个寂静的凶手，我拿什么拯救你？

（一）为什么称它为"寂静的凶手"？

在大众理解中，肝癌是一个广义的概念，包括发生在肝脏的所有恶性肿瘤。但在医学上，肝癌仅指原发于肝脏的恶性肿瘤，包括肝细胞癌（hepatocellular carcinoma，HCC）、肝内胆管癌（intrahepatic cholangiocarcinoma，ICC）和 HCC-ICC 混合型 3 种不同病理学类型，其中 85% ~ 90% 为 HCC。

世界卫生组织在 2019 年度报告中指出，肝癌发病率在所有肿瘤中排名第六，而在癌症死亡率中排名第三。在中国，肝癌发病率排名第四，死亡率排名第二[1]。东亚的肝癌发病率在全世界范围最高。在中国和非洲，肝癌人群的中位年龄更年轻，日本则相反，发病中位年龄较大，为 70 ~ 75 岁，男女比例（2 ~ 2.5）：1。

为什么肝癌死亡率的排名会高于发病率的排名？其中很重要的原因之一就是肝癌是一个"寂静的凶手"。肝癌在发病早期几乎没有任何症状，很多患者在来医院就诊时已处于晚期。

中国目前仍为慢性乙肝高流行区，而慢性乙肝是引起肝癌最主要的原因。在欧美国家，丙肝已成为最主要的引发肝癌的因素，也因此欧美国家肝癌发生率上升了75%。在病毒性肝炎逐步得到控制后，NAFLD成为更主要的致癌原因，代谢综合征也会增加肝癌的发生率。当然乙醇、黄曲霉及各种血管、遗传代谢性肝病也是肝癌的诱发因素。

（二）这么强大的敌人，我们如何打败它？

部分慢性肝病患者会有持续的肝炎症、肝纤维化和肝细胞异常再生。而这些异常可能会导致肝硬化的发生，并且可能引起遗传和表观遗传上改变而形成发育不良结节，这是真正的癌前病变。同时，其他的分子改变使发育不良的细胞具有增殖、侵袭和生存的优势，并完成向全面HCC的转变。HCC也可发生在有慢性肝病但没有肝硬化或明显炎症的患者[3]身上。所以，在癌前病变出现前，截断肝细胞损伤和异常再生的进程，是阻止肝癌发生最好的方法。

首先，预防是最主要的手段。中国肝癌发生率的降低与乙肝疫苗作为计划广泛接种密切相关。接种乙肝疫苗是预防HBV感染最经济有效的方法。建议所有新生儿应按"0、1、6"程序接种3剂乙肝疫苗，未完成全程接种的儿童应及早补种乙肝疫苗。

对于母亲为HBsAg阳性的新生儿，应在出生后24h内尽早（最好在出生后12h内）接种乙肝疫苗，同时在不同部位注射乙肝免疫球蛋白（HBIg），剂量应大于等于100IU，在1个月和6个月时分别接种第2和第3针乙肝疫苗。在接种第3针乙肝疫苗1~2个月后进行HBsAg和HBsAb

检测，若发现 HBsAg 阴性、HBsAb<10mIU/ml，再接种第 4 针乙肝疫苗。

对高病毒血症孕妇，应选择母婴阻断治疗。

高危人群需接种乙肝疫苗，包括医务人员、经常接触血液人员、托幼机构工作人员、接受器官移植患者、经常接受输血或血液制品者、免疫功能低下者、易受外伤者、HBsAg 阳性者的家庭成员、有多个性伴侣者和静脉内注射毒品者等。

其次，抗病毒治疗是降低肝癌发生率的有效手段。慢性乙肝治疗的目标是最大限度地长期抑制 HBV 复制，减轻肝细胞炎性坏死及纤维化，延缓和减少肝衰竭、肝硬化失代偿、HCC 发生和其他并发症的发生；慢性丙肝抗病毒治疗的目标是清除 HCV，获得治愈，清除或减轻 HCV 相关肝损害，阻止进展为肝硬化、失代偿肝硬化、肝衰竭或肝癌[2]。随着抗病毒药物的发展，目前抗病毒治疗人群范围扩大。另外，控制与肝癌发生相关的环境因素和行为危险因素，包括避免黄曲霉污染粮食，控制吸烟、饮酒、肥胖及糖尿病。

再次，由于早期肝癌无明显症状，对肝癌高危人群监测筛查尤为重要。在我国，肝癌高危人群主要包括具有 HBV 和/或 HCV 感染、过度饮酒、NAFLD、长期食用被黄曲霉污染的食物、各种其他原因引起的肝硬化，以及有肝癌家族史等人群，尤其是年龄大于 40 岁的男性风险更大。借助于肝脏超声检查和血清甲胎蛋白（alpha-fetoprotein，AFP）进行肝癌早期筛查，建议高危人群至少每隔 6 个月进行 1 次检查。

最后，在肝癌的治疗前进行细致分期评估很重要。目前肝癌的分期基于巴塞罗那肝癌分期系统［the Barcelona Clinic Liver Cancer（BCLC）algorithm］与体力活动状态（performance status，PS）评分[3]。治疗方法包括手术切除、消融、肝移植、化学栓塞、系统治疗及支持治疗。

在众多治疗方案下，肝癌早就不能称为"不治之症"了。极早期及早期的肝癌甚至可以达到完全治愈，但对于晚期及终末期的肝癌患者整体治疗效果仍不佳。目前，在系统治疗的基础上，以免疫为基础的治疗方案开始展现其在肝癌治疗中的作用，近年来肝癌的治疗尤其是晚期肝癌的治疗得到了飞速发展，免疫治疗与系统治疗药物研究的飞速进展为我们彻底击败肝癌这个强大敌人带来可能性。

对于肝脏这个"沉默而重要的器官"，必须用细致科学的方法来呵护。面对肝病，既要重视又不必恐慌，肝病科医生的专业知识将为所有患者撑起坚强的后盾。

参考文献

［1］中华人民共和国国家卫生健康委员会. 原发性肝癌诊疗规范（2019年版）［J］. 传染病信息，2020，33（6）：481-500.

［2］European Association for the Study of the Liver, European Association for the Study of the Liver. EASL Clinical Practice Guidelines：Management of Hepatocellular Carcinoma ［J］. Journal of Hepatology, 2018, 69（1）：182-236.

［3］DURAN S R, JAQUISS R. Hepatocellular Carcinoma ［J］. The New England Journal of Medicine, 2019, 381（1）：e2.

第八节　需要警惕的其他肝病

（一）中毒性肝病

中毒性肝病是化学毒物引起肝脏损失的疾病。按亲肝毒物对肝脏的毒性大小可分为：①剧毒类，如磷、三硝基甲苯、二硝基氯苯、硝基苯、四氯化碳、氯萘、丙烯醛等；②高毒类，如苯胺、丙肼、四氯乙烷、二氯乙烯、二氯甲烷、氯仿、砷化氢、二甲基甲酰胺、砷、锑、汞、硒等；③低毒类，如二硝基酚、甲苯二胺、二氯苯、氯苯、氯甲烷、双对氯苯基三氯乙烷（DDT）、六氯环己烷（六六六，一种杀虫剂，现已禁用）、苯、乙烯、乙醚、有机磷、氰化物、丙烯腈、铅、铬、铍等。急性中毒性肝病的病理变化为肝细胞坏死和脂肪聚积，临床表现与急性病毒性肝炎类似，少数重症患者可发生急性黄色肝萎缩。慢性中毒性肝病的病理变化为脂肪聚积和纤维化，临床表现与慢性病毒性肝炎类似，重症患者可发展成肝硬化。除脱离接触和应用适当的特效解毒药剂外，治疗原则与其他病因所致的肝病相似。

（二）自身免疫性肝病

自身免疫性肝病是因体内免疫功能紊乱引起的一组特殊类型的慢性肝病，包括 AIH、PBC、PSC 及相互重叠的所谓重叠综合征。不同类型的自身免疫性肝病，其人口学特征、临床表现、肝脏的病理改变各有不同。该病具体的发病机制尚不明了，患者多伴有其他自身免疫性疾病，如糖尿病、桥本甲状腺炎等。

自身免疫性肝病除了乏力、食欲减退、腹胀、肝区不适、皮肤巩膜黄染等共有的临床表现外，不同类型的疾病有其本身的特点。

①AIH 的病变部位以肝细胞为主，50 岁左右的中年女性多见，其特征是血清转氨酶有不同程度升高，血清 IgG（或 γ-球蛋白）水平显著升高（高于 20g/L），血清抗核抗体、抗平滑肌抗体、抗肝肾微粒体 I 型抗体或抗肝细胞胞质 I 型抗体等自身抗体阳性。

②PBC 的病变部位以小叶间胆管和小胆管为主，50 岁以上的女性多见。临床上可有皮肤瘙痒、上眼内眦部出现黄色瘤，肝功能检查以肝内淤

胆为特征，表现为总胆红素升高，直接胆红素升高超过间接胆红素，同时有 ALP 和 Y-GT 显著升高，血清 IgM 显著升高，血清抗核抗体（抗核酸抗原抗体）和抗平滑肌抗体阳性。

③PSC 的病变部位以肝内大胆管为主，少数可波及肝外胆管，40 岁左右中年男性居多，多数患者同时合并有溃疡性结肠炎。与 PBC 相比，PSC 发病率更低，但临床表现和实验室检查相似，内镜下逆行性胆管造影或经皮经肝胆管造影有助于区别。

（三）新陈代谢异常性肝病

新陈代谢异常性肝病是指体内对某种物质新陈代谢不良所导致的肝病。

第三章

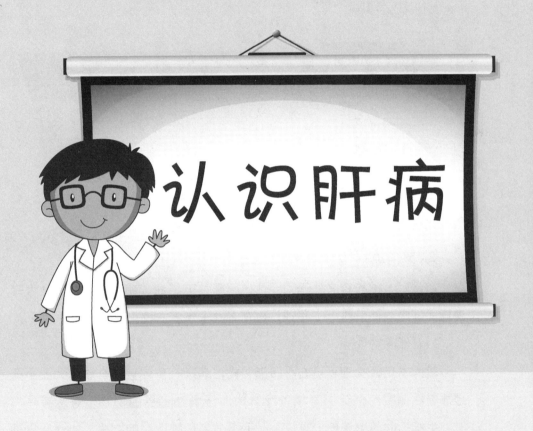

认识肝病

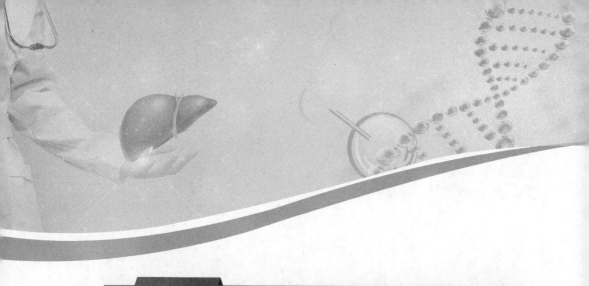

第一节　常规检查，为肝脏"验伤"

（一）肝脏触诊

1. 目的

用于了解肝脏下缘的位置和肝脏的质地、边缘、表面及搏动等。

2. 具体流程

触诊时，被检查者处于仰卧位，两膝关节屈曲，使腹壁放松，并做较深腹式呼吸以使肝脏上下移动，检查者立于患者右侧用单手或双手触诊。

（1）单手触诊法

较为常用，检查者将右手四指并拢，掌指关节伸直，与肋缘大致平行地放在右侧腹部估计肝下缘的下方或叩诊肝浊音界的下方，随患者呼气时，手指压向腹壁深部；吸气时，手指向上迎触下移的肝缘。如此反复进行，手指逐渐向肋缘移动，直到触到肝缘或肋缘为止。需在右锁骨中线上及前正中线上，分别触诊肝缘并在平静呼吸时分别测量其与肋缘或剑突根部的距离，以厘米表示。

（2）双手触诊法

检查者右手位置同单手法，而用左手托住被检查者右腰部，拇指张开置于肋部，触诊时左手向上推，使肝下缘紧贴前腹壁下移，并限制右下胸扩张，以增加膈下移的幅度，这样吸气时下移的肝脏就更易碰到右手指，可提高触诊的效果，见下图。

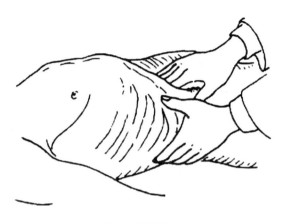

■ 双手触诊法

3. 注意事项

①触诊最敏感的部位是示指（医学用语，指食指）前端的桡侧，并非指尖端，故应主要以示指前外侧指腹接触肝脏。

②检查腹肌发达者时，右手宜置于腹直肌外缘稍外处向上触诊，否则肝缘易被掩盖或将腹直肌腱误划为肝缘。

③触诊肝脏需密切配合呼吸动作，于吸气时手指上抬速度一定要落后于腹壁的抬起，而呼气时手指应在腹壁下陷前提前下压，这样就可以有两次机会触及肝缘。

④初学者触诊时应自髂前上棘平面开始，逐步向上，以免遗漏明显长大的肝脏。

⑤如遇腹水患者，深触诊法不能触及肝脏时，可应用浮沉触诊法，即用并拢的三手指垂直在肝缘附近连续冲击式触诊数次，排开腹水后常可触及肝脏。此法在脾脏及腹部包块触诊时亦可应用。

⑥鉴别易误认为肝下缘的其他腹腔内容，例如，横结肠为横行索条状物，可用滑行触诊法于上腹部或脐水平触到。与肝缘感觉不同，腹直肌腱划有时酷似肝缘，但左右两侧对称，不随呼吸上下移动。右肾下极位置较深，边缘圆钝，不向两侧延伸。

4. 注意内容

(1) 大小

正常成人的肝脏，一般在肋缘下触不到，但腹壁松软瘦长体形者，于深吸气时可在肋弓下触及肝下缘，但在 2cm 以内。在剑突下可触及肝下缘，多在 3cm 以内，在腹上角较锐的瘦高者剑突根部下可达 5cm，但是不会超过剑突根部至脐距离的中、上 1/3 交界处。若超出上述标准，且肝脏质地柔软、表面光滑、并无压痛，则首先应考虑肝下移，此时可用叩诊法叩出肝上界，若肝上界也相应降低，肝上下径正常，则为肝下移。肝下移常见于内脏下垂、肺气肿、右侧胸腔大量积液导致膈肌下降时。若肝上界正常或升高，则提示肝大。肝大可分为弥漫性和局限性。弥漫性肿大见于肝炎、肝瘀血、脂肪肝等。局限性肝大见于肝脓肿、肝肿瘤及肝囊肿等。

(2) 质地

一般将肝脏质地分为三级，即质软、质韧（中等硬度）和质硬。正常肝脏质地柔软，触之似口唇；急性肝炎及脂肪肝时肝质地稍韧；慢性肝炎及肝淤血质韧如触鼻尖；肝硬化质硬，肝癌质地最坚硬，如触前额。肝脓肿或囊肿有液体时呈囊性感，大而表浅者可能触到波动感。

(3) 边缘和表面状态

触及肝脏时应注意肝脏边缘的厚薄，是否整齐，表面是否光滑、有无结节。正常肝脏边缘整齐且薄厚一致，表面光滑。肝边缘钝圆常见于脂肪肝或肝淤血。肝边缘不规则，表面不光滑，呈不均匀的结节状，见于肝癌、多囊肝和肝包虫病。肝表面呈大块状隆起者，见于巨块型肝癌或肝脓肿。肝呈明显分叶状者，见于肝梅毒。

（4）压痛

正常肝脏无压痛，如果肝包膜有炎性反应或因肝大受到牵拉，则有压痛。轻度弥漫性压痛见于肝炎、肝淤血等，局限性剧烈压痛见于较表浅的肝脓肿（常在右侧肋间隙处），叩击痛见于深部肝脓肿。

（5）搏动

正常肝脏及因炎症、肿瘤等原因引起的肝脏肿大并不伴有搏动。凡肝大未压迫到腹主动脉或右心室未增大到向下推压肝脏时，也不出现肝脏的搏动。如果触到肝脏搏动，应注意其为单向性还是扩张性。单向性搏动常为传导性搏动，系肝脏传导了其下面的腹主动脉的搏动所致，手掌置于肝脏表面感受到上下运动。扩张性搏动为肝脏本身的搏动，见于三尖瓣关闭不全，因右心室的收缩搏动通过右心房、下腔静脉而传导至肝脏，使其呈扩张性，手掌置于肝脏上面或用两手分放于肝脏的前后两面，即可感到其开合样搏动。

（6）肝区摩擦感

检查时将右手的掌面轻贴于肝区，让患者做腹式呼吸动作，正常时掌下无摩擦感。肝周围有炎症时，肝表面和邻近的腹膜可因有纤维素性渗出物而变得粗糙。二者的相互摩擦可用手触知，为肝区摩擦感，如前所述，听诊时亦可听到肝区摩擦音。

（7）肝-颈静脉回流

当右心衰竭引起肝淤血肿大时，用手压迫肿大肝脏可使静脉怒张更明显，称肝-颈静脉回流征阳性。检查时嘱患者卧床，头垫高枕，张口呼吸，避免瓦氏（valsalva）憋气动作。检查者右手掌面轻贴于肝区，逐渐加压，持续10s，同时观察颈静脉怒张程度。正常人颈静脉不扩张，或施压之初可有轻度扩张，但迅即下降至正常水平；右心衰竭患者则明显怒张，但于停止压迫肝脏后迅即下降（至少 4cm 水柱），称肝-颈静脉回流征阳性。其机制系因压迫淤血的肝脏使回心血量增加，已充血的右心房不能接受回心血流而使颈静脉压被迫上升。若患者在检查时闭口、憋气，将影响结果判断。

（二）肝脏 B 超检查

超声检查是利用超声的有关原理来检查人体疾病的一种检查方法。实时超声显像主要用于肝脏形态变化的检查，彩色多普勒超声血流显像则用于肝脏血管病变与血流动力学检查。B 超具有无创伤、无痛苦、安全性高、可以反复检查的优点，很受患者的欢迎，尤其对于肝脏疾病，可以协助明确肝脏、脾脏的形态，肝内重要血管情况及肝内有无占位性病变，起到辅助诊断的作用。

正常肝脏肝右叶最大斜径不超过 12～14cm；肝右叶前后径 8～10cm；肝右叶横径不超过 10cm；左半肝厚度不超过 6cm，长度不超过 9cm。肝右叶锁骨中线肋缘下厚度和长度：正常人肝脏在平稳呼吸时，超声在肋缘下常探测不到；当深呼吸时长度可达肋缘下 0.5～1.5cm；肺活量大者，肝上下移动度亦大，深呼吸时，长度明显增加，与平稳呼吸相比甚至可有 5～6cm 之差。

1. 肝脏 B 超检查的内容

肝脏 B 超检查的内容包括肝硬化、门静脉高压侧支循环形成；膈下积液或脓肿；肝内液性病变，如肝囊肿、多囊肝、肝包虫病及肝脓肿形成；脂肪肝；肝原发性或转移性肿瘤。

2. 注意事项

（1）检查前禁忌

上腹脏器检查前空腹（至少 8h），必要时排气、导泄；盆腔脏器检查前憋尿充盈膀胱，超声检查当日不能行钡餐造影和胃镜检查，以避免胃肠内容物、气体干扰显像。

（2）检查时注意

右肋间扫查观察右膈顶部肝组织结构时应让患者尽可能呼气，使横膈尽量上升后做屏气动作，以便超声束能有效投射至上述区域，使检查者有足够时间调整声束投射方向及观察，分析声像图特征。同理，在肝脏其他部位检查中，尽可能吸气使横膈尽量下降后再屏气，以避开肋骨、肋弓和胃肠气体的遮挡而获得最佳显示。在测量血管血流频谱时，暂时屏气3~5s，在此时间内获取一段平稳频谱即可。切不可长时间屏气，以免造成频谱误差。

（三）肝脏穿刺活检术

肝脏穿刺活检术简称肝穿刺，是获取肝组织病理标本的一种有创操作，包括经皮肝穿刺活检、经颈静脉肝穿刺活检和腹腔镜下肝脏活检，其中，经皮肝穿刺活检是目前常用的方法。

做肝穿刺的患者通常要局部麻醉，运用活检枪在超声定位和引导下，经皮肤穿刺，获取长度1~1.5cm的肝脏组织条，穿刺过程仅需1~2s，标本经过处理后做病理组织学、免疫组化等研究，在显微镜下了解肝脏组织的病理学变化。肝穿刺毕竟是一种有创检查，有风险，但是极低，并且肝穿刺已经完全成熟，尤其是在超声引导下进行时，可避开大的血管，具有定位更直观、穿刺更精准、安全性更高的特点。

1. 肝穿刺检查的意义

①对不明原因的肝功能异常，帮助发现病因；②明确慢性乙肝、丙肝患者肝脏病变程度，以指导下一步抗病毒等治疗及治疗前后疗效比较；③药物性、自身免疫性肝病往往需要肝穿刺病理确诊；④明确有无遗传代谢

病如肝豆状核变性（Wilson 病）、糖原贮积症、淀粉样变等；⑤协助明确肝占位的性质。

2. 什么样的患者需要肝穿刺

（1）适应证

①黄疸原因待查；②肝功能异常病因不明或血清学无法确定病因需做肝组织内病原学检查者；③肝大伴发热病因不明；④慢性病毒性肝炎、药物性肝病肝组织炎症和纤维化程度的确定；⑤AFLD 与 NAFLD 的诊断及肝组织纤维化程度的确定；⑥脾大或门静脉高压病因不明；⑦肝脏肉芽肿性病变；⑧肝脏占位性病变性质不明；⑨腹水原因不明。

（2）禁忌证

①严重凝血功能障碍；②高度梗阻性黄疸；③肝硬化肝脏明显缩小；④大量/肝前游离性腹水或腹腔感染；⑤肝淤血或多发性/海绵状肝血管瘤；⑥肝脏囊性病变性质不明；⑦肝脏淀粉样变；⑧患者不合作或昏迷。

3. 肝穿刺前需要做的检查和准备

①凝血功能检查包括 PT、出凝血时间、血常规及血型；

②生命体征检查包括体温、血压、脉搏、呼吸；

③超声定位；

④大量/肝前游离性腹水或腹腔感染先行利尿或抗感染治疗，待腹水消退或感染控制后再行肝穿刺活检术术前检查；

⑤女性患者应避开月经期；

⑥术前谈话，患者及其家属签署知情同意书；

⑦对患者做好解释工作，并教会患者呼吸配合。

4. 肝穿刺的具体流程

①肝穿刺术前需检查患者的血小板计数、凝血酶原时间等指标。

②向患者及家属交代穿刺的目的、注意事项及可能出现的并发症，测量血压等以了解患者的基础生命体征。

③术前应用止血药物。

④穿刺前用超声探头确定穿刺位点，消毒皮肤，局部麻醉后，医生会用专门的肝穿刺针刺入肝包膜，患者需进行"吸气–呼气–屏气"来配合医生的操作，就在屏气的一刹那，医生快速将针刺入或射入肝脏大约 2cm 深度，取出直径约 1mm，长度 1~1.5cm 大小的肝组织，穿刺过程 1~2s。

5. 肝穿刺的术后

肝穿刺并不可怕，只要凝血机制正常，位置选择正确，肝穿刺手术是比较安全的。做完肝穿刺后平卧 2~6h 就可以回家休息，24h 内不要洗澡，第 2 日可以照常上班，对身体无明显影响。

（1）监护

各文献推荐的术后绝对卧床休息时间并不一致，从 2~24h，且有部分患者可发生延迟出血（大于 24h），可根据患者有无出血高危因素（如高龄、术前凝血功能差、穿刺针数多等）进行个体化实施。

建议肝穿刺后腹带加压包扎，并予以心电监护。取侧卧位压迫穿刺点或用沙袋压迫穿刺点 6~8h 对止血有一定帮助，但大多数情况下无此必要。48h 内避免剧烈活动或提举重物。

对于需要接受抗凝治疗的患者，穿刺后如无出血证据，抗血小板药物可在肝穿刺后 48~72h 使用，华法林可在肝穿刺后 24h 使用。

（2）饮食

嘱患者术后禁食 4h（以备可能的急诊手术），可饮水，适当静脉营养支持。

（3）检验、检查

对于出血风险较大者，可考虑术后当天晚上及第 2 日早晨分别复查血常规 2 次，动态观察血红蛋白变化，之后根据情况复查血常规，必要时复查凝血功能、肝肾功能及电解质等，或使用床旁超声动态监测有无腹腔新发积液及其变化情况。

（4）预防性使用抗生素

暂无高等级证据支持使用。

（5）其他

因肝穿刺术后有延迟出血风险，建议住院观察 1~2 天，病情稳定后再出院，并在出院小结上嘱患者出院后避免剧烈活动或提举重物，如有头晕、乏力、脸色苍白、心率加快、胸闷、腹胀、腹痛等不适，需及时到附近医院就诊。

第二节　拒绝一头雾水，教你读懂肝脏检查报告

（一）肝功能相关检测项目

1. 肝功能相关检测指标

ALT、AST、ALP、γ-GT、血清胆红素、PT、国际标准化比值（INR）和白蛋白。

2. 肝脏疾病相关的标志

①肝坏死：ALT、AST。②胆汁淤积：ALP、γ-GT、总胆汁酸（TBA）。③纤维化：单胺氧化酶（MAO）、PCⅢ、LN。④肝肿瘤：AFP、维生素 K 缺乏或拮抗-Ⅱ诱导蛋白（PIVKA-Ⅱ）、γ-谷氨酰转肽酶同工酶 2（γ-GT2）、α-L-岩藻糖苷酶（AFU）。

3. 疾病标志

①肝豆状核变性：铜蓝蛋白。②血色病：铁蛋白及相关指标。③PBC：线粒体抗体。④α_1-抗胰蛋白酶（α_1-AT）缺乏症：缺乏 α_1-AT。

4. 酶学试验反映肝细胞的损伤

（1）AST、ALT

AST、ALT 在肝内丰富，是血中含量的 100 倍；胞内丰富，是胞外含量的 1000 倍。肝细胞"坏"后释放，能反映肝细胞损伤。ALT 在肝脏细胞质中高浓度存在。AST 存在于细胞质和线粒体同工酶中，可在肝、心肌、骨骼肌、肾脏、大脑、胰腺、肺、白细胞和红细胞中监测到。

ALT 升高为主的肝病包括急性或慢性病毒性肝炎、NAFLD、急性布加氏综合征、缺血性肝炎、AIH、血色素沉着病、中毒性肝损伤、α_1-AT 缺乏症、肝豆状核变性、乳糜泻。

AST 升高为主的疾病包括 FALD（通常 AST∶ALT>2）、肝硬化，非肝病（溶血、肌病、甲状腺疾病、运动）。

（2）ALP、γ-GT

ALP，一类含锌金属酶的统称，在毛细胆管和其他组织（如骨、肠）中高度富集，ALP 在骨骼和肝脏中的含量最高，因此，其水平升高通常是肝脏或骨骼疾病的征兆。肝脏阻塞或损伤也会导致 ALP 水平升高。此外，如果骨细胞活性增加，ALP 水平也会升高。ALP 在人体中发挥以下功能：运输肝脏中的营养物质和其他酶；助力骨骼的形成和生长；运输肠道中的脂肪酸、磷酸盐和钙；消化肠内的脂肪；调节胎儿发育期间的细胞生长、死亡和迁移。

ALP 四大应用：诊断胆汁淤积；诊断肝内占位；诊断有无黄疸疾病；判断肝病预后——重型肝病 ALP 下降，意味预后不良。

若 ALP 大于正常值 4 倍，反应胆汁淤积综合征；若 ALP 大于正常值 2.5 倍，ALT、AST 小于正常值 8 倍，90% 胆汁淤积；若 ALP 大于正常 2.5 倍，ALT、AST 大于正常值 8 倍，90% 病毒性肝炎。

ALP 升高的肝胆原因包括胆管阻塞（如胆囊结石、胆囊炎、胆囊癌、肝癌）、PBC、PSC、ALD、肝豆状核变性、浸润性疾病（结节病、淀粉样变、淋巴瘤等）、囊性纤维化、肝转移、胆汁淤积。

非肝胆原因包括骨病、妊娠、慢性肾衰竭、淋巴瘤或其他恶性肿瘤、充血性心力衰竭、儿童生长、感染或炎症（如非典型真菌感染）。ALP 异常可见于佝偻病、骨软化、佩吉特病（一种导致严重骨畸形和骨再生问题的疾病）、充血性心力衰竭、贫血、未经治疗的乳糜泻、甲状旁腺功能亢进、霍奇金淋巴瘤、细菌感染、溃疡性结肠炎、乳腺癌、前列腺癌。

γ-GT 位于具有高分泌或吸收活性的细胞膜上，在其他器官组织中（如肾脏、胰腺、肠道和前列腺）也很丰富。虽然 γ-GT 在肝脏的活性低于肾脏和其他组织，但肾脏释放的 γ-GT 主要经尿液排出，而肝脏 γ-GT 主要分布于胆管上皮细胞和肝细胞膜管腔面，二者在发生变性和坏死时会导致 γ-GT 大量溶解释放入血，引起血清 γ-GT 升高。因此，血清 γ-GT 主要来自肝脏，γ-GT 升高提示肝脏疾病，尤其是胆道疾病。

5. 转氨酶的肝内定位

任何肝病皆可出现转氨酶升高。各种急性病毒性肝炎、药物或酒精引起急性肝细胞损伤时，血清 ALT 最敏感，在临床症状如黄疸出现之前 ALT 就急剧升高，同时 AST 也升高，但是 AST 升高程度不如 ALT。而在慢性肝炎和肝硬化时，AST 升高程度超过 ALT，因此 AST 也主要反映的是肝脏损伤程度。在重症肝炎时，由于大量肝细胞坏死，血中 ALT 逐渐下降，而此时胆红素却进行性升高，即出现"胆酶分离"现象，这常常是肝坏死的表现。急性肝炎恢复期，如果出现 ALT 正常而 γ-GT 持续升高，常常提示肝炎慢性化。

患慢性肝炎时如果 γ-GT 持续超过正常参考值，提示慢性肝炎处于活动期。

6. 肝脏酶学指标的评价

血清酶活力改变可用于探测肝病、诊断肝病、鉴别黄疸、判断预后。英国大样本健康人群调查发现，6% 的无症状正常人群的 ALT、AST 升高，5% 正常人群的所有检测结果在"正常值"范围之外。因此，一些异常的肝功能检测结果并不是真正的异常。单项转氨酶水平升高的处理是：再查一次，如果升高超过正常的 2 倍就需要做进一步的检查明确转氨酶升高的原因，通过病毒学指标、代谢性指标、自身免疫抗体、免疫球蛋白及炎症指标等检测结合起来评估肝损伤的原因，并需结合肝胆脾彩超，必要时结合 MRI/MRCP 或经内镜逆行性胰胆管造影术（ERCP）、肝穿刺、基因检测明确诊断和指导治疗。

7. 肝功能重要的评估方法

（1）Child-Pugh 分级评分系统

临床上对肝硬化患者的代偿期与失代偿期判别，仅是病肝储备功能的粗略估计，两期无截然界限，而且失代偿期肝硬化患者临床病情轻重仍有很大差异。因此，查尔德（Child）将肝硬化患者血清胆红素、血清白蛋白浓度、PT 及患者一般情况、腹水等 5 个指标进行分层计分，将肝脏功能分为 A、B、C 三级。此后，普格（Pugh）等将肝硬化患者有无肝性脑病代替一般情况进行计分，即 Child-Pugh 改良计分法。然而，国外肝硬化的主要原因是酒精性中毒，而国内肝硬化的主要原因是病毒性肝炎；此外，该评分标准缺乏能定量化肝储备功能的指标，因此导致了临床上一些 Child-Pugh 评分为 C 期的患者较同样条件手术治疗的 B 期患者预后要好。

（2）肝药物代谢吲哚氰绿负荷试验

吲哚氰绿（indocyanine green，ICG）负荷试验是主要反映肝血流的肝功能定量试验，是诊断代偿期肝硬化比较敏感的指标。ICG 静脉注入后 90% 以上能被血中白蛋白结合，然后被肝细胞特异性摄取，并以其原形在胆汁中排泄。其在血液中的排泄速度除与肝细胞总量及功能有关外，还与单位时间内肝细胞的有效血流灌注量有关。目前已被广泛用于肝脏大手术前的肝功能评估。

（二） HCC 生物标志物要点解读

1. 肝癌常用的血清学标志物

（1） AFP

当血清 AFP≥400ng/ml 超过 1 个月，排除妊娠、慢性或活动性肝病、生殖腺胚胎源性肿瘤及其他消化道肿瘤后，高度提示 HCC，联合影像学检查，对 HCC 有较好的诊断价值。

（2） 甲胎蛋白异质体

根据 AFP 与小扁豆凝集素的结合程度，从高到低分为 3 个亚型：AFP-L1（主要来源于良性肝病细胞）、AFP-L2（主要由卵黄囊产生，多见于孕妇）、AFP-L3（即甲胎蛋白异质体）。其中 AFP-L3 主要是由肝癌细胞产生，与肿瘤组织的大小、分化、恶性程度密切相关，特异度高于 AFP。2017 版《原发性肝癌诊疗规范》指出，甲胎蛋白异质体比率（AFP-L3%）可作为高危人群 HCC 预警、复发及预后的判断指标。

（3） 异常凝血酶原

异常凝血酶原来源于肝细胞癌变过程中因维生素 K 缺乏异常形成的凝血酶原前体。目前的共识是，异常凝血酶原可单独作为 HCC 早期筛查和预后评估的标志物。

2. HCC 高危患者，尤其 AFP 阴性患者的血清学标志物

专家推荐 AFP、AFP-L3% 和异常凝血酶原联合检测，同时结合肝脏超声检查结果，以进一步提高 HCC 早期筛查检出率。鉴于约 1/3 的 HCC 患者血清 AFP 水平正常，即 AFP 阴性，需借助其他血清学标志物、影像学检查或穿刺活检等手段明确诊断。"AFP+AFP-L3%" 和 "AFP+AFP-L3%+异常凝血酶原" 联合检测诊断 HCC 的灵敏度分别为 79.0% 和 83.0%，特异度分别为 87.0% 和 75.0%。

3. AFP 水平轻度升高

除动态监测 AFP 水平变化外，专家推荐联合检测 AFP-L3%、异常凝血酶原。AFP 升高可能受妊娠、慢性或活动性肝病、生殖腺胚胎源性肿瘤及其他消化道肿瘤等因素的影响。AFP-L3 是肝癌诊断高特异性指标，而在鉴别肝硬化、慢性肝炎和 HCC 方面，异常凝血酶原诊断灵敏度和特异度均优于 AFP，因此，联合检测 AFP、AFP-L3%、异常凝血酶原，结合肝脏炎症状况可以提高 HCC 鉴别诊断准确率。

4. HCC 术后

AFP、AFP-L3%、异常凝血酶原水平升高者，专家推荐定期检测 AFP、AFP-L3% 和异常凝血酶原。HCC 根治术后，若 AFP-L3% 降低不明显，提示存在转移灶或残余癌，因此，AFP-L3% 检测可作为 HCC 复发及预后的判断指标。

5. GALAD 评分系统

主要是基于 HCC 常用血清学标志物 AFP、AFP-L3、异常凝血酶原水平等构建的数学模型，可提高早期 HCC 的检出率。评分公式为：

$$GALAD = -10.08 + 0.09 \times 年龄 + 1.67 \times 性别 + 2.34 \times \ln(AFP) + 0.04 \times AFP\text{-}L3 + 1.33 \times \ln(异常凝血酶原)。$$

GALAD 模型在 2020 年 3 月已获美国食品药品监督管理局（FDA）批准用于 HCC 早期诊断，但我国专家认为该评分系统是基于国际队列研究，未必适用于我国。同时也提到国内已建立基于病毒感染相关 HCC 为主的中国 GALAD（C-GALAD）评分系统。

6. 新型生物标志物

◆ HCC 新型生物标志物

新型标志物	专家意见
循环游离微小核糖核酸（miRNA）	可以作为 HCC 的辅助诊断或筛查指标，尤其是对血清 AFP 阴性人群
循环肿瘤细胞（CTC）、循环肿瘤 DNA（ctDNA）、外泌体	尚缺乏大规模、多中心、前瞻性临床试验结果，且缺乏组织和肿瘤特异性特征，建议作为参考指标

注：以上血清学标志物检测成本较高，影响因素尚不明确，缺乏国际公认的参考方法，临床应用时需关注不同检测系统导致的结果差异。

7. 其他血清学标志物

◆ HCC 其他血清学标志物

血清学标志物	专家意见
磷脂酰肌醇蛋白聚糖-3（GPC-3）、AFU	可用于 HCC 患者复发及疗效判断的辅助监测
γ-GT2、骨桥蛋白（OPN）、Dickkopf1 蛋白（DKK1）	尚缺乏足够的理论和实践支撑，仅可用作 HCC 诊断的参考指标

注：上述血清学标志物不可用作单独证据进行 HCC 的筛查、诊断、预后判断及疗效监测。

以 AFP 为代表的 HCC 标志物简便易行，尤其适用慢性乙肝感染相关的 HCC，但在灵敏度和特异度方面仍有不足，易造成误诊和漏诊。因此，科学地开展多种标志物联合检测，同时推进标志物检测方法标准化是提高现有 HCC 标志物临床应用效能的有效途径。

（三）肝脏 B 超检查结果常见术语解析

B 超检查的范围很广，不同的检查部位，检查前的准备亦不相同。腹部 B 超检查包括肝、胆、胰、脾及腹腔等。一般应该空腹检查，因为进食后胃及肠道产生气体，影响超声的穿透，因而空腹检查效果最好。

1. 肝脏多发性低密度影

这是一个 CT 影像学的描述，说明肝脏多发性的小肿块。一般来说，CT 影像学描述肝脏多发性低密度影，通常提示是肝脏囊肿性的病变，也就是说 90% 可能是多发性肝囊肿。如果需要进一步明确，通常需要做肝、胆道、胰腺和脾的增强 CT 扫描，以排除肝脏恶性肿瘤的可能。

2. 肝脏回声增强

这种情况也经常会见到，因为肝脏本身也不是那么均匀的，有血管，还有各种各样的分割。如果中间有一个团块状增强，多半为血管瘤，即血管团，因血管壁比较韧，所以就有一团地方是增强的。也有一些不太均匀的增强，可能为肝脏硬化的结节，就要看是否有乙肝、丙肝、脂肪肝、酒精肝等基础肝病。此外，还可以再做一些检查，如肝脏瞬时弹性硬化检查等。

3. 肝脏高密度

这是肝脏 CT 的一种影像学表现。肝脏高密度最有可能的情况是肝内钙化灶或者肝内胆管结石。肝内钙化灶可能是钙磷代谢异常等先天性因素造成的，也有可能和寄生虫感染、肝脏创伤、肝脏炎症及肿瘤占位性病变有关。必要时还需要进一步行强化 CT 检查，来明确具体的性质。孤立性的肝内钙化灶无须处理，可以定期随访观察。但是肿瘤性病变合并的肝内钙化灶，需要积极治疗。

4. 肝脏实质回声欠均匀

这是肝功能异常的一种表现，常见于脂肪肝，或者慢性病毒性肝炎之后所遗留的肝细胞膜受到损害，影响代谢功能而导致脂质沉积，所以在影像学上表现为回声欠均匀或者不均匀的改变。这种情况下应该注意日常生活中的饮食调理，远离高胆固醇及油腻食物，多吃清淡容易消化和富含维生素类的食物，包括新鲜的蔬菜和水果。另外也要定期进行复查，如果有慢性病毒性肝炎病史，应该进行系统的治疗。因为肝炎会逐渐发展成肝硬化，严重情况下还会出现恶变，导致恶性肿瘤的发生。

5. 肝内高回声结节

包含两个意思，一个就是肝内发现了结节，另一个是结节在超声判断下是高回声表现。肝内结节提示是肝内出现了异常解剖结构，该结节可能是良性的，也可能是恶性的。在通过 B 超检查的时候，声波通过超声探头进入人体内，触及结节以后返回超声机器，传输过来的可能是高回声、低回声和无回声。高回声最常见的是肝脏血管瘤和肝内胆管结石，所以需要进一步检查。

（四）肝脏弹性检查

肝脏瞬时弹性成像技术，也称为"肝脏弹性检查"，通过检测肝脏硬度值（LSM）对患者肝纤维化或肝硬化的程度进行量化判断。经国内外众多的临床研究证明，该技术能够较准确地识别出轻度肝纤维化和进展性肝纤维化或早期肝硬化，而且操作方便、没有创伤、能够反复进行，具有较好的辅助诊断价值。

1. 检查原理和检查前准备

通过特殊仪器发出弹性剪切波，当遇到肝脏等实质脏器时，其弹性波的衰减速度与组织硬度密切相关。简单地说，肝组织越硬，弹性波在肝内传播速度越快，衰减越小，仪器所读取的硬度值也越高，临床医生就是根据此原理来判断肝纤维化程度。

在准备做该项检查时，医生会要求患者尽量空腹或在餐后 2h 检查。过于肥胖或者有腹水的患者通常不能成功测量。对于体重超重的患者，换用 XL 型探头操作成功率高于常规的 M 型探头。而肋间隙狭窄或未成年人，可以选用 S 型探头。另外，熟练的操作人员可以提高本项检测的成功率和结果可靠性。

2. 正确解读肝脏硬度值的参考范围

LSM 正常参考值范围为 $2.8 \sim 7.4$ kPa。我国《慢性乙型肝炎防治指南》（2019 年版）列出了乙肝的具体参考范围。

（1）胆红素正常且没有进行过抗病毒治疗的慢性乙肝患者

LSM $\geqslant 17.5$ kPa 可以诊断为乙肝肝硬化；LSM $\geqslant 12.4$ kPa 可诊断为进展性肝纤维化；LSM < 10.6 kPa 可排除肝硬化可能；LSM $\geqslant 9.4$ kPa 可诊断显著肝纤维化；LSM < 7.4 kPa 可排除进展性肝纤维化。

（2）胆红素异常

LSM $\geqslant 29.2$ kPa 方可诊断为乙肝肝硬化，而 LSM < 7.8 kPa 时，则可以排除进展性肝纤维化。

（3）其他肝病

如慢性丙肝、AFLD、NAFLD 患者的诊断范围与（1）接近，但不同病种之间的区别仍明显。例如，对于慢性丙肝患者，LSM $\geqslant 14.6$ kPa 可诊断为丙肝肝硬化，LSM $\geqslant 7.3$ kPa 则可诊断为显著肝纤维化。若遇到临床决策困难时，应考虑肝活组织检查。

除了血清胆红素水平、不同肝病病种以外，肝脏炎症活动程度（如血清转氨酶的高低）、肝外胆汁淤积、肝静脉淤血、进食等因素对检测结果也有不同程度影响，需要由有经验的临床医生来综合判别。

（五）乙肝两对半

乙肝两对半即乙肝五项，依次为 HBsAg、HBsAb、HBeAg、HBeAb、HBcAb。

①乙肝两对半第 1、3、5 阳性（HBsAg、HBeAg、HBcAb 阳性）俗称大三阳。这三项指标阳性往往提示体内病毒复制比较活跃，但是否引起严重的肝细胞损害，还要看肝功能检测结果和患者的自觉症状。简单地说，大三阳并不意味着病情严重程度。临床意义：急性期、慢性期、有较强的传染性。

②乙肝两对半第 1、4、5 项阳性（HBsAg、HBeAb、HBcAb 阳性）俗称小三阳。小三阳患者分两种情况，其一是病毒阴性的小三阳，其二是病毒阳性的小三阳。小三阳只是反映感染 HBV 后机体的乙肝免疫标志物状态，同样不代表病情轻重。临床意义：恢复期、传染性弱、长期持续易癌变。

③乙肝两对半第 1、5 项阳性（HBsAg、HBcAb 阳性）俗称小二阳。小二阳患者具有一定的传染性。一般认为小二阳是大三阳和小三阳的中间阶段，随着病情的发展和治疗的进程，小二阳有可能变为小三阳，也有可能变成大三阳。大三阳转小二阳多认为是病毒复制降低，病情减轻，传染性低。但是严格来说，大三阳和小二阳并不能代表病情的轻重，需要结合肝功能、B 超、HBV DNA 超敏定量检测才能判断出病情的轻重。如果出现小二阳，并且 HBV DNA 阴性，肝功能正常，说明病毒复制基本停止，不需要治疗。临床意义：急性或慢性期，传染性较弱。

④乙肝两对半第 2、4、5 项阳性（HBsAb、HBeAb、HBcAb 阳性）俗

称恢三阳。HBsAb 阳性提示机体对 HBV 有了抵抗力，是体内对 HBV 的免疫和保护性抗体。HBeAb 阳性提示病毒的传染性变弱，病情已处于恢复阶段。HBcAb 分 IgM 和 IgG 两种：HBcAb IgM 阳性提示病毒活动，有传染性；HBcAb IgG 阳性提示为以往感染，无传染性，不需抗病毒治疗，代表乙肝进入恢复期，已有免疫力。临床意义：急性感染期后康复期，既往感染，具有免疫力。

⑤乙肝两对半第 2、5 项阳性（HBsAb、HBcAb 阳性）俗称恢二阳。HBsAb 阳性提示机体对 HBV 有了抵抗力，是体内对 HBV 的免疫和保护性抗体。HBcAb IgM 阳性提示病毒活动，有传染性；HBcAb IgG 阳性提示为以往感染，无传染性，不需抗病毒治疗，既往感染过 HBV，现病毒已基本清除，身体在康复。临床意义：既往感染，仍有免疫力，非典型恢复期。

⑥乙肝两对半第 5 项阳性（HBcAb 阳性）。HBcAb IgM 阳性提示病毒活动，有传染性；HBcAb IgG 阳性提示为以往感染，无传染性，不需抗病毒治疗。临床意义：既往感染，但还未能检测 HBsAb；既往感染后恢复期；多急性窗口期。

⑦乙肝两对半第 4、5 项阳性（HBeAb、HBcAb 阳性）。HBeAb 阳性提示病毒的传染性变弱，病情已处于恢复阶段。HBcAb IgM 阳性提示病毒活动，有传染性；HBcAb IgG 阳性提示为以往感染，无传染性，不需抗病毒治疗。临床意义：既往感染，急性乙肝恢复期，基本无传染性（少数仍有传染性）。

⑧乙肝两对半第 1、2、5 项阳性（HBsAg、HBsAb、HBcAb 阳性）。HBsAg 阳性往往提示有完整的病毒颗粒存在。HBsAb 阳性提示机体对 HBV 有了抵抗力，是体内对 HBV 的免疫和保护性抗体。HBcAb IgM 阳性提示病毒活动，有传染性；HBcAb IgG 阳性提示为以往感染，无传染性，不需抗病毒治疗。临床意义：HBV 亚临床感染早期，不同亚型 HBV 二次感染。

⑨乙肝两对半第 1、2、3、5 项阳性（HBsAg、HBsAb、HBeAg、HBcAb 阳性）。HBsAg 阳性往往提示有完整的病毒颗粒存在。HBsAb 阳性提示机体对 HBV 有了抵抗力，是体内对 HBV 的免疫和保护性抗体。HBeAg 阳性提示病毒有活动，而且是具有传染性的指标。HBcAb IgM 阳性提示病毒活动，有传染性；HBcAb IgG 阳性提示为以往感染，无传染性，不需抗病毒治疗。临床意义：HBV 亚临床感染或非典型肝炎。

⑩乙肝两对半第 3、4、5 项阳性（HBeAg、HBeAb、HBcAb 阳性）。HBeAg 阳性提示病毒有活动，而且是具有传染性的指标。HBeAb 阳性提示病毒的传染性变弱，病情已处于恢复阶段。HBcAb IgM 阳性提示病毒活动，有传染性；HBcAb IgG 阳性提示为以往感染，无传染性，不需抗病毒治疗。临床意义：急性 HBV 感染中期，但是未出现 HBsAg 阳性，可能在窗口期，需要定期监测。

⑪乙肝两对半第 2、4 项阳性（HBsAb、HBeAb 阳性）。HBsAb 阳性提示机体对 HBV 有了抵抗力，是体内对 HBV 的免疫和保护性抗体。HBeAb 阳性提示病毒的传染性变弱，病情已处于恢复阶段。临床意义：HBV 感染已恢复，具有免疫力。

⑫乙肝两对半检查全阴。临床意义上未感染过 HBV，未有免疫力。

⑬乙肝两对半第 2 项阳性（HBsAb 阳性）。HBsAb 阳性代表 HBV 自然感染人恢复期出现的抗体，此时 HBsAg 往往已自然消失，它的存在提示机体对 HBV 有了抵抗力，是体内对 HBV 的免疫和保护性抗体。临床意义：注射乙肝疫苗后具有免疫力。

肝脏是人体最大的消化腺，也是体内新陈代谢的重要场所。同时，肝脏也是疾病"好发之地"，既可发生各类原发性病变，又是人体恶性肿瘤最容易转移的器官。

迅速发展的医学影像技术已经成为诊断和评价肝脏疾病的重要手段，它们活体、实时和无创地反映了各类肝脏疾病在不同层次上的病理学改变，从而帮助临床作出对病变的定性诊断及生物学行为的评判。显然，在结合临床及实验室相关信息的基础上，如何准确认识影像征象和进行合理的逻辑分析是实现正确影像诊断的关键。

目前，肝脏影像学检查主要有 B 超、CT、MRI 等检查和瞬时肝脏弹性测定等。B 超、CT、MRI 等影像学检查直接、方便、无创，可以对肝脏、胆囊、脾脏等脏器进行扫描显像，明确肝脏和其他周围器官的位置是否正常，肝脏的形态有没有明显的变化（肿大、缩小、结节、肿块、囊肿、脓肿、寄生虫等），肝脏周围的器官情况如何（胰腺肿胀、胆道扩张、胆道结石等）。这些影像学检查都是非损伤性的，在清醒状态下平躺着就可以完成。肝脏的影像学检查非常重要，尤其有助于筛查和诊断肝硬化、肝癌、结石和寄生虫异物等病变。

B 超检查利用超声波成像，最为简便、快速，适合常规普查，但清晰度和分辨率稍低一些，不容易区分良性和恶性的肿块。CT 及 MRI 分别利用 X 线和电磁辐射扫描成像，获得的图像清晰、分辨率高，通过造影剂可进一步提高鉴别能力，用于肝脏形态的精细测量和肝癌的确认。

（一）脂肪肝

脂肪肝系过量脂肪尤其是甘油三酯在肝细胞内过度沉积所致，又称肝脏脂肪浸润。它的发病与慢性肝病、内分泌和代谢性疾病及酗酒、肥胖、营养不良、激素治疗等因素有关。

脂肪肝会使脂肪过多地堆积在肝脏，使得由 B 超获得的肝脏的图片看起来白一点。要是重度的脂肪肝，大概有一半的图像会看不清，变得很模糊。这是因为超声是一种声波，遇到很厚的腹壁（人的肚皮）会导致能量衰减而看不清。超声诊断脂肪性肝变的准确度高达 70%～80%，利用超声在脂肪组织中传播出现显著衰减的特征，也可定量肝脂肪变的程度。肝脏回声改变通常在脂肪肝早期病变的超声检查中出现。

肥胖患者超声检查易受皮下脂肪干扰，CT 检查对肥胖患者的肝病诊断更准确、更有效率。CT 诊断脂肪肝的标准一般参照脾脏密度，如果肝脏 CT 值低于脾脏即可诊断为脂肪肝。CT 报告上常出现"肝右叶见不规划块状低密度病灶，边缘比较清晰（密度低于脾脏）"等类似描述。CT 对脂肪肝的诊断具有优越性，其准确性优于 B 超，除了可用它对脂肪肝进行分型外，还可观察治疗前后肝脏体积的大小和密度变化，但价格昂贵及放射性是其不足之处。对于脂肪肝的诊断，CT 虽然优于 B 超，但对直径小于 2～3cm 的圆形或小片状脂肪肝仍难与肝癌相区别。

MRI 在脂肪肝的诊断中应用较少。

（二）肝硬化

肝硬化在我国最常由乙肝引起，感染 HBV 的患者未经过系统的抗病毒治疗，晚期常发展为肝硬化，并出现一系列并发症，最终病情恶化变为肝癌。因此早期发现肝硬化，接受有效的治疗对降低肝癌率，延长患者生存时间有重大意义。

腹部 B 超是诊断肝硬化的简便方法。超声检查与操作者经验关系较大，易受操作者主观判断影响。早期肝硬化肝脏常增大，B 超报告上常出现肝光点密集增粗等描述。晚期肝硬化随着病情进展肝脏减小，肝脏边缘锐利，并且常有腹水、门静脉直径增大、脾动脉扩大等并发症出现。

CT 检查可以用于肝纤维化及肝硬化的评估，但对肝纤维化诊断灵敏性低，对肝硬化诊断有较高的灵敏性与特异性。三维血管重建能清楚显示门静脉系统血管及血栓情况，并可计算肝脏、脾脏体积。肝硬化患者肝脏大小和形态通常有缩小，有时缩小十分显著。肝叶缩小以不成比例形式多见。肝炎后肝硬化常常是右叶萎缩，尾叶代偿性增大。左叶保持正常或缩小或增大，增大常局限于外侧段。肝裂增宽和肝门区扩大。严重者肝叶似乎彼此分隔，胆囊位置因此而改变，常移向外侧。肝脏结节增生显著的，见肝脏表面高低不平，外缘呈分叶状或扇贝形。肝脏密度高低不均，在脂肪肝基础上演变而形成的肝硬化，或肝硬化伴显著的脂肪浸润时，可见局灶性低密度区。大结节型肝硬化（坏死后性）患者整个肝脏呈密度高低相间的结节状改变。肝硬化患者晚期常有继发性改变：脾大、腹水、门静脉高压。其 CT 表现为门脉主干扩张，侧支血管建立、扩张和扭曲，常位于脾门附近、食管下端和胃的贲门区域。平扫图上表现为团状、结节状软组织影，增强扫描浓密显影。

MRI 检查：肝硬化腹部磁共振报告，主要描述的是肝脏表面形态，肝裂情况，各叶比例情况，是否有网格样改变以及肝实质信号是否均匀，是否出现再生结节，还有门脉高压情况、脾脏大小情况、是否有占位性病变。

肝脏硬度测定或瞬时弹性成像是无创诊断肝纤维化及早期肝硬化最简便的方法，也是最近几年的研究热点。我国主要应用于科研，临床仍未广泛使用。

（三）肝癌

肝癌的诊断及疗效评价上，影像学诊断具有重要的意义。多种影像学诊断手段包括超声、CT（平扫+增强）、MRI（平扫+增强）、数字减影血管造影（DSA）、正电子发射体层成像（PET）-CT检查。其中超声简单、便宜，但是定性诊断相对困难，CT和MRI各有优缺点，可以根据患者情况选择或者均需要检查，特别是对于难以定性的病灶，现在最新的MRI普美显造影检查具有较高的临床价值。PET对于肝内肿瘤诊断有其局限性，不作为一线诊断措施，而且价格昂贵，并且没能纳入医保。但是PET对于肝癌肝外转移具有较高的灵敏性和诊断价值，需要根据具体情况进行选择。

腹部超声检查因操作简便、灵活直观、无创便携等特点，是临床上最常用的肝脏影像学检查方法。常规超声筛查可以较早地、敏感地检出肝内可疑占位性病变，准确鉴别是囊性或实质性占位，并观察肝内或腹部有无其他相关转移灶。

CT检查：转移性肝癌平扫，肝脏密度不均匀，其内可实性见大小不等低密度灶。增强扫描病灶呈边缘性强化，典型表现是病灶中心为低密度灶，边缘呈环状强化，最外缘密度又低于正常肝，呈"牛眼症"。

MRI对肝癌的诊断价值与CT相仿，可获得横断面、冠状面和矢状面图像，对良、恶性肝占位病变，特别是与肝血管瘤的鉴别优于CT，且无须增强即可显示肝静脉和门静脉。

MRI在HCC上的表现：①肝癌常规扫描，肝癌内部可有不同程度的纤维化、脂肪变、坏死及出血等，使其在T1WI、T2WI上信号表现多种多样，常为长T1、T2不均匀信号。继发征象如假包膜（27%～42%）、静脉瘤栓、肿瘤周围水肿和腹水为肝癌的特征性表现。弥漫浸润型与急慢性肝炎类似，T2WI 星广泛不均匀信号，内部有斑点状高信号。②增强扫描，肝癌实质轻度强化。目前主要应用多时像增强成像。

PET-CT 检查对肝癌具有早期发现、早期诊断的价值，从而使得肝癌患者能够真正得到早期治疗而治愈。近年来，PET-CT 在诊断和指导治疗肝癌方面显示出得天独厚的优越性。据了解，PET-CT 的检查费并不便宜，那么在什么情况必须考虑 PET-CT 检查呢？

①肿瘤较早期，仅靠常规检查手段无法作出良恶性鉴别的时候：PET-CT 是早期诊断恶性肿瘤最灵敏的方法之一。肝脏的实质性占位病变，如果 PET-CT 显示代谢明显活跃，则提示为恶性病变；若无代谢增高表现，提示良性病变可能性大，手术的选择就要慎重。

②需要确定肝癌的分期和分级：PET-CT 能一次性全身断层显像。

③需要进行治疗效果评估的时候：对肝癌的许多治疗，如放疗、化疗等需要判断病灶是否坏死，PET-CT 能提供肿瘤的活性信息，以帮助医生决定下一步的治疗方案。

④肿瘤原发病灶的寻找：有些肿瘤以肝脏转移为首发表现，原发灶微小而隐蔽，通过快速的全身 PET-CT 扫描，可为不明原因的继发性肝癌寻找原发病灶。

据了解，大约 70% 的癌症患者在治疗过程中需要做放疗，而前期的确诊都需要 PET-CT 准确找到病灶。

综上所述，影像学检查是肝脏常见弥漫型和局灶型病变的诊断与鉴别诊断的重要方法，在密切结合临床病史与实验室检查的基础上，仔细观察影像征象、准确分析影像特征，是实现正确诊断与鉴别诊断的根本。影像新技术和新应用为解决肝脏疾病疑难诊断问题，以及全面评价病变的进展发挥重要作用。

第四章

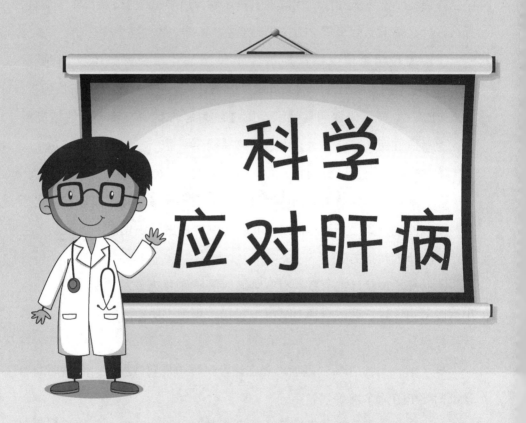

科学
应对肝病

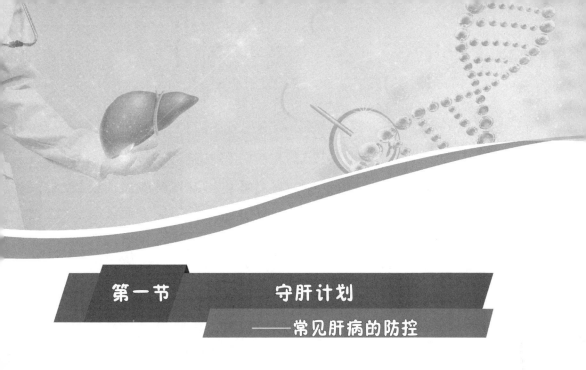

（一）病毒性肝炎概述

病毒性肝炎（viral hepatitis）是由多种肝炎病毒引起的，以肝脏损害为主的一组全身性传染病。目前按病原学明确分类的有 HAV、HBV、HCV、HDV、HEV 5 型肝炎病毒。巨细胞病毒、EB 病毒、单纯疱疹病毒、风疹病毒、黄热病毒等感染可引起肝脏炎症，但这些病毒所致的肝炎是全身感染的一部分，不包括在"病毒性肝炎"的范畴。各型病毒性肝炎临床表现相似，以疲乏、食欲减退、厌油、肝功能异常为主，部分病例出现黄疸。HAV 和 HEV 主要表现为急性感染，经粪–口途径传播；HBV、HCV、HDV 多呈慢性感染，少数病例可发展为肝硬化或肝细胞癌，主要经血液、体液等肠外途径传播。

1. 甲肝

能感染人类的只有一个类型，因此只有一个抗原–抗体系统，感染后早期产生 IgM 抗体，是近期感染的标志，一般持续 8~12 周，少数可延续 6 个月左右。IgG 抗体则是既往感染或免疫接种后的标志，可长期存在。

2. 乙肝

呈世界性流行，据世界卫生组织报道，全球约 20 亿人感染过乙肝，其中慢性乙肝感染者达 3 亿~3.5 亿人，这其中 20%~40% 最终死于肝衰竭、肝硬化或肝癌，年病死人数约 100 万人，男女性患者的病死率分别约 50%、15%。我国为乙肝高发区，约 6 亿人感染过乙肝，慢性乙肝感染者达总人口的 8%~10%。许多人"谈乙肝色变"，往往对乙肝很恐惧。究其原因是人们对乙肝相关知识缺乏，尚存在很多误解，这些误解不仅会影响乙肝感染者的正常生活，也不利于乙肝的防治。其实乙肝并没有想象中那么可怕，只要我们做好预防就可安然无恙。即使不小心感染了乙肝，也可以在专业医生的指导下治疗乙肝，虽然现在乙肝的治愈率仍然很低，但是现在的抗病毒药物基本上可以充分抑制病毒复制，减轻肝脏炎症，改善肝功能，延缓或阻止肝硬化及肝癌的发生，提高存活率，改善生活质量。

3. 丙肝

和抗 HBV 不同的是，抗 HCV 不是保护性抗体，而是 HCV 感染的标志。抗 HCV 包括 IgM 型和 IgG 型，抗 HCV-IgM 在发病后即可检测到，一般持续 1~3 个月，如果抗 HCV-IgM 持续阳性，提示病毒持续复制，易转为慢性。

4. 丁肝

1977 年在 HBsAg 阳性肝组织标本中发现。HDV 是一种缺陷病毒，在血液中由 HBsAg 包被，其复制、表达抗原及引起肝脏损害需有 HBV 或其他嗜肝 DNA 病毒的辅佐。

5. 戊肝

根据同源性可将 HEV 分为 4 个基因型，基因 1 型和基因 2 型只感染人。1 型主要来自卫生条件较差的中亚、东南亚及中东等地区，包括我国新疆 HEV 流行株，引起水源性流行，主要感染男性青壮年，孕妇感染后病死率高达 20%；基因 2 型分布于墨西哥及少数非洲国家；基因 3 型和基因 4 型既可感染人，也可以感染多种动物，可在人和动物之间引起传播，已经被公认为是一种人畜共患病。HEV RNA 可在戊肝患者早期的粪便和血液中检测到，但持续时间不长。

（二）常见肝病的预防

1. 甲肝的预防

甲肝主要经过粪-口途径传播，平常的共同进餐即可引起甲肝的传播。甲肝无病毒携带状态，传染源为急性期患者及隐性感染者，粪便排毒期在起病前 2 周至血清 ALT 高峰期后 1 周，粪便污染饮用水源、食物、蔬菜、玩具可引起流行，所以改善卫生条件、卫生习惯可预防甲肝。

2. 乙肝的预防

HBV 主要经母婴、血液（包括皮肤和黏膜微小创伤）和性接触传播。在我国实施新生儿乙肝疫苗免疫规划前，HBV 以母婴传播为主，占 30% ~ 50%，多发生在围生期，通过 HBV 阳性母亲的血液和体液传播。母亲的 HBV DNA 水平与新生儿感染 HBV 风险密切相关：HBeAg 阳性、HBV DNA 高水平母亲的新生儿更易发生母婴传播。成人主要经血液和性接触传播，有注射毒品史、应用免疫抑制剂治疗的患者，既往有输血史、接受血液透析的患者，HCV 感染者、HIV 感染者、HBsAg 阳性者的家庭成员，有接触血液或体液职业危险的卫生保健人员和公共安全工作人员、囚犯，以及未接种乙肝疫苗的糖尿病患者等均有较高的 HBV 感染风险。由于对献血员实施严格的 HBsAg 和 HBV DNA 筛查，采取安全注射措施，经输血或血液制品传播已较少发生。HBV 也可经破损的皮肤或黏膜传播，如修足、文身、扎耳环孔、医务人员工作中的意外暴露、共用剃须刀和牙具等。与HBV感染者发生无防护的性接触，特别是有多个性伴侣者、男男同性性行为者，感染HBV的危险性高。HBV不经呼吸道和消化道传播，因此，日常学习、工作或生活接触，如在同一办公室工作（包括共用计算机等）、握手、拥抱、同住一宿舍、同一餐厅用餐和共用厕所等无血液暴露的接触，不会传染HBV。流行病学和实验研究未发现HBV能经吸血昆虫（蚊和臭虫等）传播。

阻碍HBV的传播，首先需注意个人卫生，不和任何人共用剃须刀和牙具等用品。对HBsAg阳性的孕妇，应避免羊膜腔穿刺，并缩短分娩时间，保证胎盘的完整性，尽量减少新生儿暴露于母血的机会。在进行医疗治疗时，注意采取安全注射（包括针灸的针具）。对服务行业中的理发、刮脸、修脚、穿刺和文身等器具做到严格消毒。若性伴侣为HBsAg阳性者，应接种乙肝疫苗或采用安全套；在性伴侣健康状况不明的情况下，一定要使用安全套，以预防乙肝及其他血源性或性传播疾病。

此外，接种乙肝疫苗，乙肝疫苗是预防HBV感染的最有效方法。乙肝疫苗的接种对象主要是新生儿，其次为婴幼儿，15岁以下未免疫人群和高危人群（如医务人员、经常接触血液的人员、托幼机构工作人员、器官移植患者、经常接受输血或血液制品者、免疫功能低下者、HBsAg阳性者的家庭成员、男男同性伴侣、有多个性伴侣者和静脉内注射毒品者等）。

乙肝疫苗全程需接种3针，按照0、1和6个月的程序，即接种第1针疫苗后，在1个月和6个月时注射第2针和第3针。接种乙肝疫苗越早越好。新生儿接种部位为上臂外侧三角肌或大腿前外侧中部肌内注射；儿童和成人为上臂三角肌中部肌内注射。患重症疾病的新生儿，如出生极低体重儿、严重出生缺陷、重度窒息、呼吸窘迫综合征等，应在生命体征平稳后，尽早接种第1针乙肝疫苗。

接种乙肝疫苗后有抗体应答者的保护效果一般至少可持续 30 年，因此，一般人群不需要进行 HBsAb 监测或加强免疫，但对高危人群或免疫功能低下者可监测 HBsAb，若 HBsAb 小于 10IU/ml，可再次接种 1 针乙肝疫苗。

未感染过 HBV 的妇女在妊娠期间接种乙肝疫苗是安全的。除按常规程序接种外，加速疫苗接种程序（0、1 和 2 个月程序）已被证明是可行和有效的。

3. 丙肝的预防

HCV 主要由急性、慢性患者及无症状病毒携带者传播，传播途径为输血及血制品、注射、针刺、骨髓移植、血液透析等方式。值得注意的是，多个性伴侣及同性恋者属于高危人群，避免以上行为可减少 HCV 感染的概率。

4. 丁肝的预防

其传染源与传播途径与乙肝相似，通常与乙肝以重叠感染或共同感染的形式存在。不同于乙肝的是，丁肝无相关疫苗用于预防，但是由于和乙肝以重叠感染或共同感染的形式存在，减少乙肝的感染对于预防丁肝仍有一定的意义。

5. 戊肝的预防

其传染源和传播途径与甲肝相似，但有如下特点：①暴发流行均由粪便污染水源所致，散发多由不洁食物或饮品引起；②隐性感染多见，显性感染主要发生于成年患者；③原有慢性乙肝感染者或晚期孕妇感染戊肝后病死率高；④有春冬季高峰期；⑤抗 HEV 多在短期内消失，少数可持续 1 年以上。

（三）常见肝病的治疗

根据患者具体情况采用综合性治疗方案，包括合理的休息和营养。心理平衡、改善和恢复肝功能、调节机体免疫、抗病毒、抗纤维化等治疗。由于乙肝最多，控制肝炎病毒，关键在于控制慢性乙肝。治疗慢性乙肝，避免疾病进一步进展的关键在于有效的抗 HBV 治疗。目前公认有效的抗 HBV 治疗药物分为干扰素和核苷（酸）类似物两大类。虽然不能够完全消灭 HBV，但是通过抗病毒治疗可以长期、持久的控制 HBV，防止肝功能恶化，延缓或阻止向肝纤维化或肝硬化、肝癌发展。绝大部分慢性乙肝患者在规范的治疗干预下是可以安度此生、达到正常人预期寿命的。

目前国内外有许多新药在做临床试验，相信不久的将来，乙肝也能实现彻底治愈。所以各位肝友和家属应该树立信心，与医护建立稳定、互信的医患关系，共同携手实现抗病毒治疗的长期目标！

第二节　肝病人群的健康生活

肝病，指发生在肝脏的病变，包括乙肝、甲肝、丙肝、肝硬化、脂肪肝、肝癌、酒精肝等多种肝病，是一类常见的危害性极大的疾病。在我国危害性最大、患病人数最多的是病毒性肝炎，而病毒性肝炎中最为大众知晓的是乙肝，其主要通过血液与体液进行传播，是具有慢性携带状态的传染病，在我国属于乙类传染病，主要分为急性、慢性、淤胆型和重症型肝炎，病程长，易反复发作并逐渐加重，目前尚缺彻底治愈的药物，治疗效果差、治愈率低，且极容易发展成为肝硬化，少数病例也可转变为原发性肝细胞癌。所以，乙肝严重威胁人类的生命健康，患者多需长期在家庭中进行护理，带来沉重的经济负担和社会负担。世界卫生组织《2017 全球肝炎报告》指出，目前全球约有 3.25 亿人感染乙肝或丙肝，这些病毒感染者中的绝大多数人可能无法获得及时的诊断和治疗，因此，数百万人面临着发展到慢性肝病、癌症和死亡的风险。

我国是全球 HBV 感染人数最多的国家，乙肝在我国广泛流行，人群感染率高，已成为目前危害人民健康最严重的传染病之一。据相关数据统计，每年有近 30 万人死于乙肝相关疾病，如肝硬化、肝癌等。慢性乙肝病程长，易复发。慢性肝病患者在蒙受疾病折磨之苦的同时，由于对疾病诊疗缺乏了解，容易产生焦虑、恐惧等负面心理，有些人甚至对周围事物失去兴趣、丧失自我信心和价值；有些人因治病心切，缺乏规律诊疗，往往听信不实广告或宣传，进入自我盲目用药误区，甚至认为药物越贵越好，越多越好。殊不知慢性乙肝的治疗，三分药治，七分调理，保持良好心态，精神愉快，生活规律，合理饮食，健康生活才是关键。因此，在合理诊疗的前提下，我们将通过以下 5 方面给大家普及一下慢性乙肝的健康生活。

（一）肝病临床症状

肝病的表现是很隐晦的，最突出的症状就是乏力和食欲减退。常见症状有胀痛、腹胀、恶心、厌油腻、口干、大便或干或溏、小便黄，或有低烧、头昏耳鸣、面色黄染等。如果是肝硬化，除有肝炎的临床表现之外，还有腹水、腹壁血管突出、全身水肿、尿少、肝掌、蜘蛛痣，严重者甚至还可能消化道大出血。为了尽可能早地发现肝病，及时做检查是非常重要的。发现自己有上述情况，应该先上医院检查乙肝两对半、肝功能、肝脏B超等。肝病的临床表现主要表现在以下方面。

①消化道表现：这是最常见的肝病症状，大多数肝病都会出现，如恶心、厌油腻、食欲差等，可出现呕吐、腹泻、脾大等症状。此类症状也可能与慢性肝病引起的肝原性溃疡病、门静脉高压性肠病等有关。

②肝区不适：在所有肝病症状中，肝区不适和肝区疼痛较具有特异

性，出现此类症状在排除外伤因素的前提下，应首先怀疑是肝病引起的。偶尔正常人也会出现暂时性肝区疼痛或肝区不适，比较少见。肝区不适和肝区疼痛往往与肝大压迫肝包膜有关，随着病情的转归，肝大的加重或减轻，肝区疼痛的性质和程度也不相同。肝癌一般是进行性加重，主要是肝癌肿瘤不断增大压迫肝包膜所致。

③全身表现：身体乏力、容易疲劳是最常见的全身表现。部分肝病患者可伴有不同程度黄疸，表现为尿黄、眼睛黄和皮肤黄，这些也是最具有特异性的肝病症状（小儿生理性黄疸除外）。黄疸过高时会出现皮肤瘙痒。

④肝掌、蜘蛛痣：很多慢性肝病会出现肝掌、蜘蛛痣、肝病面容，尤其肝硬化患者比较多见。但是肝掌和蜘蛛痣没有特异性，在正常人中同样可以见到，因此不能说人有蜘蛛痣或肝掌就说是肝病症状。

⑤肝腹水：肝腹水一般在肝病晚期或病情极为严重时才会出现，例如，肝硬化出现肝腹水表示已经进入肝硬化晚期。

⑥出血倾向：肝病患者的肝脏合成功能减退，导致凝血因子合成减少，故肝病患者易出现牙龈出血、消化道出血等。

⑦门静脉高压：肝病患者肝内细胞变异增多，挤压肝血窦使门静脉管腔变窄，阻碍门静脉的血液流通，使门静脉压力升高。常引起食管胃底静脉曲张，严重者出现破裂出血等临床急症，是肝病死亡的主要原因之一。

⑧肝性脑病：这是肝病发展到终末期的表现，症状极为凶险，是造成死亡最主要的原因。

（二）合理饮食

1. 肝病饮食注意事项

提倡荤素搭配，取长补短。素食包括水果、蔬菜类，属碱性食物；荤食包括肉、蛋、鱼类等，常使血液呈酸性。人体血液的 pH 要保持在 7.4

左右，必须荤素搭配才能使酸碱度保持平衡。荤食多了，血管脂肪沉积，变硬变脆，易患高血压、心脏病、脂肪肝；素食则可清除胆固醇在血管壁的沉积。荤食与素食的营养价值各有所长，又各有所短。肝炎患者更应注意荤食素食搭配，取长补短，才有利于康复。

饮食不宜过饱，切忌暴饮暴食。肝脏是人体重要的代谢和解毒器官，肝病后肝细胞新陈代谢和修复时需要有营养和高质量的食物提供热能，但营养一定要适量、平衡，饮食过量往往造成消化不良，加重胃、肠、肝、脾、胰等消化器官和组织的负担，同时也加重大脑控制胃肠神经系统和食欲中枢的生理负荷。长期饱餐加上习惯性便秘的肝病患者，更易诱发早期肝硬化。因为过剩的食物变成粪便后，在肠道中滞留时间延长，有害物质产生较多又未及时排泄而累积，被大肠重吸收后，长期超过肝脏的解毒能力，促使肝脏从量变到质变进而硬变。过剩的毒物还可透过血脑屏障，损害中枢神经系统，当肝功能不良时，便成为促发肝性昏迷、肝脑综合征的重要因素之一。

2. 肝病饮食原则

肝病饮食原则包括以下几点。控制热量摄入，食物多样，谷类为主。每天的膳食应包括谷薯类、蔬菜水果类、畜禽肉蛋奶类、大豆坚果类等食物；食不过量，控制总能量摄入，保持能量平衡，以便把肝细胞内的脂肪氧化消耗。肥胖者应逐步减肥，使体重降至标准范围内。限制脂肪和碳水化合物的摄入，食用糖的摄入不宜过多。适量高蛋白饮食。高蛋白可保护肝细胞，并能促进肝细胞的修复与再生。鱼、禽、蛋和瘦肉摄入要适量，优先选择鱼和禽类。保证新鲜蔬菜，尤其是绿叶蔬菜供应，以满足机体对维生素的需要。保证每天摄入 200～350g 新鲜水果，果汁不能代替鲜果。限制食盐，每天不超过 6g 为宜。适量饮水，以促进机体代谢及代谢废物的排泄，成人每天 7～8 杯（1500～1700ml），提倡饮用白开水。食用含有甲硫氨基酸丰富的食物，如小米、芝麻、菠菜等食品可促进体内磷脂合成，协助肝细胞内脂肪的转变。忌辛辣和刺激性食物。此外，酒精会对肝脏产生毒性作用，抽烟可加重肝脏纤维化的程度，并与肝癌的发生有一定关系，因此应戒烟戒酒。

总之，肝病患者应根据自己病情的轻重缓急，遵循个性化的饮食原则。对于肝硬化患者，饮食以软、凉、易消化食物为主，如馒头、面条、面片、鸡蛋汤、火腿肠等，杜绝食用过硬、过热食品，防止上火、便秘；杜绝食用油炸食物和带刺食品（如鲤鱼、鲫鱼、草鱼等芒刺较多），因为带刺食品很可能划伤患者曲张的胃底和食道静脉，造成消化道出血。肝硬化患者切忌短期内大量食用高蛋白质食物，以防血氨浓度急剧上升，造成肝昏迷。除了应注意以上事项外，已经出现食道或胃底静脉曲张的患者，应避免进食生硬、粗纤维、煎炸及辛辣等刺激不易消化的食品，吃饭不宜过急过快。保持大便通畅，不宜过于用力，以防发生曲张静脉破裂出血。晚期肝硬化患者还应注意控制高蛋白饮食，以防出现肝性脑病。

（三）不滥用保健品和药品

肝脏是人体最主要的生物转化工厂，绝大多数药物都要在肝脏内进行分解、转化、解毒，因此肝脏易受到毒性物质的损伤。对于慢性乙肝患者来说，本身病毒的存在已经给肝脏造成了巨大的负担，盲目的使用保健品及药品会加重肝脏的负担。因此，慢性乙肝患者在药物使用上应遵循的原则是：①抗病毒是基础，抗炎保肝不容忽视，避免通过保健品过多摄入维生素，特别是维生素 A 和维生素 D，否则可能造成肝脏损伤；②需服用滋补中草药或补品的患者，在服用前要检查有无批准文号，避免因服用伪劣产品而加重肝脏损害。

滥用中草药及保健品在大众中更加常见。中草药的化学成分和药理活性非常复杂，导致药物性肝损伤的也较多。中草药中含生物碱类、苷类、毒蛋白类、萜类及内酯类、蒽醌衍生物类及重金属类等，导致药物性肝损害的发生率比较集中，并且含有生物碱类、苷类成分的中草药造成药物肝损害发生率明显高于其他成分的药物。在过去的 70 多年里，人们发现全世界有 350 多种植物含有肝脏毒性的生物碱。目前，已知的在毒理实验中可引起动物不同程度肝损伤的中草药有雷公藤、何首乌（生）、土三七、千里光、款冬花、佩兰、软紫草、硬紫草、白花蛇舌草、鸡血藤、元胡、金不换、薄荷、马桑叶、四季青、地榆、萱草根、丁香、苦楝子、天花粉、苍耳子、臭草、野百合、轻粉、海藻、斑蝥、蓖麻子、穿山甲、蜈蚣粉、白屈菜、浙贝母、夏枯草、丹参、郁金、昆布、柴胡、广豆根、金粟兰、芫花、五倍子、石榴皮、油桐子、望江南子，以及含砷、汞、铅等金属元素类等均可引起肝损害。由于中药服用的长期性造成肝损害的长期性及渐进性，患者往往忽视早期临床表现如消化道症状，待发现时已出现较严重的损伤。

近年来，临床报道的中药相关的肝损害，按临床病理类型分为急性肝炎、慢性肝炎、肝纤维化、肝硬化、胆汁淤积、胆管损伤、暴发性肝衰竭和小静脉狭窄。临床上类似于急性和慢性肝脏疾病的所有形式，包括急性肝细胞损害、胆汁淤积、血管损害、慢性肝炎伴纤维化、肝硬化、暴发性肝衰竭。急性肝损害的常见临床症状为乏力、纳差、厌油、厌食、恶心、呕吐、黄疸等，严重者可出现肝昏迷、消化道大出血、肾衰竭甚至死亡。胆汁淤积是由于胆汁分泌障碍或胆道系统阻塞而使胆汁排泄障碍，其临床表现包括黄疸、瘙痒、恶心和乏力等。如果小剂量长期服用可能导致肝损伤的中药，则产生慢性肝脏损害，起病隐匿，出现腹水和门静脉高压，进展为肝硬化。肝病患者在服药治疗中须谨记"是药三分毒"的理念，切莫听信夸大其词的虚假广告，盲目追求保肝而服用大量不知成分的中草药。

肝功能正常者无须服用保肝药，避免过多药物加重肝脏负担，造成不必要的伤害。不要出现保肝不成变毁肝的情况而追悔莫及，即便需要服用中药也要在正规医院诊治并告知病史，遵从医嘱服药并定期到医院复查。

（四）生活规律，适当运动

1. 肝病患者要保持生活规律

充足的睡眠、合理营养、规律生活、劳逸结合对于肝病患者的恢复很有意义。孙思邈曾说："常欲小劳，但莫大疲。"劳逸适度，动静结合，有益于活动筋骨，通常气血，强身健体。如果劳逸失度，则如《庄子》所说："形劳而不休则弊，精用而不已则劳，劳则竭。"或《素问》说："五劳所伤，久视伤血，久卧伤气，久坐伤肉，久立伤骨，久行伤筋。"慢性肝病患者一定要注意不要熬夜，按时休息，熬夜本身会导致肝藏血功能失调，诱发肝病发作。

对急性和慢性肝病患者而言，应当注意适量休息，避免过度体力劳动。近年来，越来越多的研究表明，适量的运动对于慢性乙肝患者的肝功能并没有明显的负性影响，且会给肝脏带来更多的血流灌注和氧气，有利于改善肝功能。适量的运动同时刺激机体的免疫系统，从而加速受损肝细胞的恢复。

2. 肝病患者运动注意事项

（1）不能进行高难度的运动

因为肝病患者的身体素质是比较低下的，长期受到疾病的困扰，身体免疫力也会比较低下，做高难度的运动方式需要屏气用力，这样会使腹部的肌肉过分紧张，而且会消耗大量的体力，太过疲劳就会影响肝脏的正常功能，会导致病情加重。

（2）运动时间不能过长

在平时运动的时候不要强调运动量，在出现疲劳症状之前就要结束运动，因为肝炎患者的耐力是比较差的，过于疲劳会出现低血糖等不良症状。

3. 运动原则

乙肝患者要保证足够的睡眠时间、不熬夜、劳逸结合。

对肝功能正常的患者，推荐力所能及的有氧运动，包括慢跑、快步走、游泳等，每天 40min，每周 5 次。运动后半小时内能恢复体力最好，避免过度疲劳。肥胖或伴有脂肪肝的慢性乙肝患者同样适用。对于肝功能不正常的患者，不推荐剧烈锻炼，可考虑进行轻度的有氧运动，如散步等，平时减少久坐时间，每小时起来动一动。

调理心肺功能。乙肝患者可以选择健身跑和太极拳，还可以进行体操等有氧运动，在运动过程中要注意呼吸的均匀和动作的柔和。

增强柔韧性和灵敏度。选择一些关节活动或乒乓球，这些运动形式多种多样，可以增强身体的柔韧度。

发展全面素质。应该选择有韵律的体操或者投篮及跳绳运动，在这类运动的过程中可以放松心理，保持愉悦的心情。

肝病患者在平时一定要坚持体育锻炼，增强体质，从而加速全身的血液循环，有效地将体内的毒素通过汗液排出，有利于身心健康。但是要采取正确的运动方式，不要过度疲劳，不要进行高难度的运动方式。只要坚持运动，身体素质和免疫力都会相应地提高，身体也会更加健康，病情就会得到有效的控制。

（五）保持平和的心态

慢性乙肝患者心理负担较重，由内在的心理因素和外在的社会因素双重作用下引起的长期愤怒、抑郁的情绪不利于肝脏的修复。患者可通过参加各种活动，把注意力从对疾病的过度忧虑中转移出来。因此，针对患者的心理问题进行心理疏导，让慢性乙肝患者得到全社会的关心和支持很有必要。

一项专门针对乙肝患者生活质量问题的大规模调查结果显示，很多患者对慢性乙肝抗病毒治疗仍缺乏信心，对于回归正常生活持悲观态度。由于疾病本身及社会等种种因素，使很多肝病患者都存在这样或那样的心理问题。乙肝患者因心理负担重，容易产生心理障碍，主要表现在以下几个方面：

担心疾病会恶化。很多患者担心自己疾病会恶化，担心自己总有一天会发展为肝硬化或肝癌，从而背上沉重的思想负担，终日寝食不安，给正常的工作和生活带来严重不良影响。

担心会传染给家人和朋友。患者对疾病的传播途径了解较少，在生活、工作中总是"小心翼翼"，生怕一不留神就会使家人和朋友感染，严重者甚至患上"社交恐惧综合征"。

担心在求学、求职、婚恋等过程中受歧视。社会上对乙肝基本知识存在较多误区，乙肝歧视是现实存在的。有些患者因害怕在求学、求职、婚恋中受到歧视，导致自信心丧失，不敢面对现实，严重者甚至会自暴自弃。

担心个人隐私暴露。患者担心自己的健康状况被周围的人知道，整日忧心忡忡，惶惶不可终日。

乙肝患者存在心理问题的根本原因是乙肝患者及社会有关方面缺乏关于乙肝的基本知识。消除心理障碍，除了患者要保持乐观向上的生活态度外，做好乙肝的科普宣传，使患者和社会了解乙肝的基本知识，避免过度的恐惧心理，是防治心理障碍的重要措施。

从肝病的病情来看，乙肝是可防可治的，完全没有必要过分悲观。乙肝感染者 80% 是无症状病原携带者，另外约 20% 可有反复转氨酶增高（肝功能不正常），称为慢性乙肝患者。无症状携带者进展非常缓慢，根据欧洲的研究，每年发展为肝硬化的可能性仅 0.1%。对于慢性乙肝患者，尽管目前的治疗还做不到完全清除病毒，但通过规范的抗病毒治疗，已经可以使肝硬化的发生率降低 50% 以上。因此，只要定期随访，正规治疗，乙肝是可防可治的。

从乙肝的传染性来看，乙肝主要通过血液和体液传播，其他的诸如空气、飞沫、一起就餐、握手、拥抱、共厕等都不会传播。

从人体对乙肝的免疫能力来看，很多人误认为万一感染了乙肝就会转为慢性，其实是不对的。婴幼儿感染乙肝会有 30%~80% 可能转为慢性，但成人由于机体免疫系统已健全，感染乙肝后仅 5%~10% 的人可能转为慢性，其余 90% 以上的都会完全清除病毒并出现保护性抗体，就如同打疫苗一样。这也是很多朋友尽管从未注射过乙肝疫苗，但体检发现表面抗体是阳性的原因。

总之，乙肝并不可怕，乙肝患者要正确对待疾病，以乐观、向上、积极的态度面对生活；社会群体也要正确看待乙肝患者，避免"乙肝歧视"。乙肝患者在调整心态时首先要在有经验的医生指导下，采取正确的治疗和调养措施，同时要积极面对生活，在力所能及、不造成过度疲劳的状态下做好自己的工作。患乙肝同样可以有自己的事业，在做好传染预防的情况下也可以有正常的家庭生活，也可以有适度的娱乐活动。正常的工作和生活可以使患者减轻心理负担。此外，适当的日光下的室外活动有益于消除抑郁情绪，多交友、多参加集体活动也有益于保持乐观态度。如果情绪低落，自己难以调整的，可及时求助心理医生。总之，良好的心理状态有益于提高生活质量，也有益于调整人体的免疫功能和疾病的治疗。

在我国，HBsAg 阳性的乙肝患者有 9300 万之多。这些人如果能够科学就医、精准治疗和自我保健，就可以感染后不发病、少发病，发病者早控制、早好转，过着正常人的生活。但是，不少人因为生活方式不健康，以及就医不当，贻误规范治疗等原因，造成病情加重，甚至发展为难以救治的重病。这主要是因为 HBV 感染是动态发展的，具有很大的不确定性，所以科学保健对 HBsAg 阳性人群有特殊的针对性和重要性。对于大众来说，我们需要掌握一些基本的知识，通过早期对自身病情的正确认识及时就诊，并遵医嘱科学用药，同时通过规范饮食习惯、规律生活作息、适当运动来控制疾病的进展、逆转疾病，进而达到治愈的可能。

第三节　　肝病人群的饮食指导

目前，世界上的肝病患者越来越多，主要包括慢性乙肝、慢性丙肝、非酒精性肝病、酒精性肝病、自身免疫性肝病等，各种原因的慢性肝病均有可能进展至肝纤维化、肝硬化、肝癌。各型肝病需要系统规范的治疗，同时合理的饮食在各种肝病的恢复和稳定中也起着重要作用。

（一）肝病人群总体饮食原则

很多肝病患者比较关心日常生活中应该注意什么，该怎么饮食才对肝脏最有益。肝病患者总体饮食原则如下。

1. 忌辛辣、油腻的食物

辛辣油腻饮食对消化不利，可加重肝脏的消化负担。同时肝病患者最好还要注意饮食规律，不吃生冷、刺激的食物，以免损伤脾胃。肝病患者大多表现以湿热为主，辛辣刺激食物容易助热生湿，加重体内湿热，出现口干、口苦、胁肋疼痛等不适。

2. 忌吸烟

有研究对 HBV 病毒载量和 ALT 的潜在介导作用进行了探索，结果发现吸烟增加 HBV 病毒载量，提示预防吸烟和戒烟对乙肝健康管理的重要性。烟草中含有尼古丁等有毒物质，能损害肝功能，抑制肝细胞再生和修复。因此，肝病患者必须戒烟。

3. 严禁饮酒

酒精主要在肝脏内代谢，可以使肝细胞的正常酶系统受到干扰破坏，直接损害肝细胞，使肝细胞坏死。初期多表现为脂肪肝，可进一步发展为酒精性肝炎、酒精性肝纤维化和酒精性肝硬化，甚至肝癌。

4. 忌滥用激素、抗生素

很多药物会伤肝，尤其是一些激素和抗生素，肝病患者一定要在医生指导下，合理、正确用药。

5. 忌过多食用蛋白质

肝病患者由于胃黏膜水肿、小肠绒毛变粗变短、胆汁分泌失调等，消化吸收功能会降低，吃太多蛋、瘦肉等高蛋白食物，会引起消化不良和腹胀等。

6. 忌高铜饮食

肝功能不全时铜易在肝脏内积聚，严重可导致肝细胞坏死与引起肾功能不全。故肝病患者应少吃含铜高的食物，如猪肝，猪血，猪肉，蛤贝类（蛤蜊、牡蛎、田螺），鱼类，乌贼，鱿鱼，坚果类（如花生、核桃），干豆类（豌豆、蚕豆、黄豆、黑豆、小豆、扁豆、绿豆），芝麻，可可，巧克力，明胶，樱桃。一些蔬菜含铜量也高，如蘑菇、荠菜、菠菜、油菜、芥菜、茴香、芋头、龙须菜等。

7. 忌饮食不规律

不吃早餐会直接导致营养、能量摄入不足。然而上午的工作、学习往往又需要消耗大量能量，久而久之，就会引起营养不良和能量代谢紊乱，从而诱发或加重乙肝等肝病。

不少中青年人为集中精力先处理完手头事情常错过正常饭点，这也会埋下肝病隐患。

早餐、中餐随便对付，特别看重回家吃的晚餐，有时加班太晚还会增加一顿夜宵。而长期在晚上进食高热量、高蛋白、高脂肪食物，又缺乏相匹配的运动，就会导致营养过剩，天长日久易形成肝病。

没有一段完整时间吃饭而在办公室或家里吃零食，虽然肚子饱了，但大量高热量、低营养食物入肚，也会导致热量聚积、营养缺乏，从而引起肝病，而且这种方式更易使肝病发病趋于低龄化。

8. 少吃剩饭剩菜与发霉食物

剩饭剩菜中含有亚硝酸盐，可进一步转换成亚硝胺，诱发肝癌。发霉食物中含有黄曲霉素，也是诱发肝癌的高危因素。

（二）新版中国居民膳食营养指南推荐

2021年《中国居民膳食指南》中的膳食宝塔推荐食物品种应多样化，以全面获得营养；谷薯类、菜果类、肉蛋奶豆类、油脂类四大类食物不可缺；粗细粮搭配，荤素食搭配，干稀食搭配；勿挑食，勿偏食。碳水化合物的摄入占全天总能量的55%～60%，脂肪类的摄入占全天总能量的25%～30%，蛋白质类食物占全天总能量的10%～15%。粗粮、蔬果、豆类及菌藻类每日需适当摄入，保证每日摄入纤维素量25～30g。每日摄入盐不超过6g。

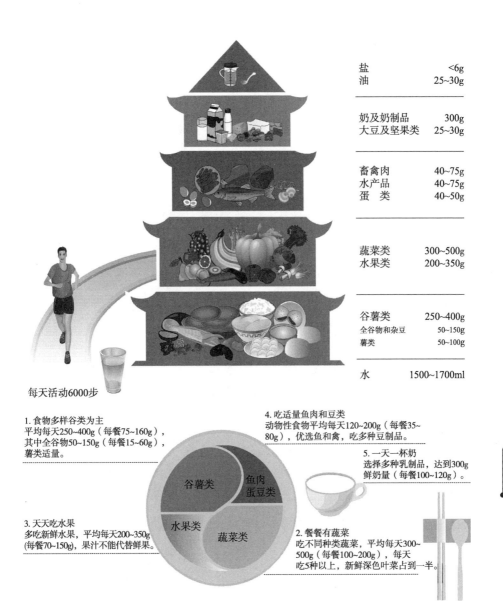

盐	<6g
油	25~30g
奶及奶制品	300g
大豆及坚果类	25~30g
畜禽肉	40~75g
水产品	40~75g
蛋 类	40~50g
蔬菜类	300~500g
水果类	200~350g
谷薯类	250~400g
全谷物和杂豆	50~150g
薯类	50~100g
水	1500~1700ml

每天活动6000步

1. 食物多样谷类为主
平均每天250~400g（每餐75~160g），
其中全谷物50~150g（每餐15~60g），
薯类适量。

4. 吃适量鱼肉和豆类
动物性食物平均每天120~200g（每餐35~
80g），优选鱼和禽，吃多种豆制品。

5. 一天一杯奶
选择多种乳制品，达到300g
鲜奶量（每餐100~120g）。

3. 天天吃水果
多吃新鲜水果，平均每天200~350g
（每餐70~150g），果汁不能代替鲜果。

2. 餐餐有蔬菜
吃不同种类蔬菜，平均每天300~
500g（每餐100~200g），每天
吃5种以上，新鲜深色叶菜占到一半。

谷薯类　鱼肉蛋豆类　水果类　蔬菜类

■ 日膳食种类及数量

　　牢记"1，2，3，4，5"简单饮食法：每天1袋牛奶（250ml）；每天200~250g主食类（谷薯类碳水化合物，如米饭、面条、馒头、土豆）；每天3个单位优质蛋白（1个单位优质蛋白＝鸡蛋1个＝鱼肉100g＝瘦猪肉50g）；

记住 4 句话：有粗有细、不甜不咸、少吃多餐、七八分饱；每天 500g 蔬菜。

（三）普通肝病人群的推荐食物

普通肝病人群推荐的食物包含以下几类。燕麦，可有效降低血清胆固醇、甘油三酯。大蒜，可减少血液中的胆固醇，增加高密度脂蛋白的含量，但胃不好的人群不宜进食。海带，含有丰富的牛磺酸，可抑制胆固醇的吸收、促进胆固醇的排泄，从而降低血清胆固醇。苹果，含有果胶及多种水溶性维生素。紫薯，含有较多的纤维素，起到润滑胃肠道、防治便秘、降脂的作用。玉米，玉米油（亦称玉米胚芽油）具有降血脂的功能，生玉米淀粉是治疗糖原贮积症患儿的有效食物。牛奶，可抑制人体内胆固醇合成酶的活性，降低体内胆固醇的吸收。

（四）脂肪肝人群的合理饮食

随着物质生活水平的提高，因营养过剩造成脂肪肝的人数越来越多。该类人群多数超重或肥胖，部分脂肪肝患者因没有早期干预控制，病情逐渐发展至脂肪性肝炎、肝纤维化、肝硬化。因此，脂肪肝人群的合理膳食要求做到低脂饮食，选择高蛋白、适当热量和低糖类饮食。肥胖者在保证机体蛋白质和各种营养素的基本需要的基础上，保持热能消耗的负平衡状态。低脂饮食提倡清淡、素食为主，但不宜长期只吃素食，应该以限制高脂肪、高胆固醇类食物为主，如动物内脏和脑、禽类的皮、蛋黄、蟹黄等，限制每天脂肪摄入量在 30～50g。目前认为，脂肪肝是可逆性疾病，通过合理的饮食和运动是可控制和逆转的。通俗地说，"管住嘴、迈开腿"往往能有效减轻过多的体重，脂肪肝可被逐渐减轻或逆转。

需要注意的是，瘦人也可以有脂肪肝，营养不良也会造成脂肪肝。营养不良性脂肪肝应该以高蛋白、足量糖类和脂肪为原则。

（五）重症肝病、终末期肝病患者的饮食指导

该类人群病情重、并发症多、病死率高、个体差异大，而临床诊疗过程中的营养支持起着重要作用，因此医护人员和看护人员对该类人群临床营养诊疗中作出及时的营养评定、膳食评估和营养干预至关重要。

肝衰竭、肝硬化尤其伴有食道静脉曲张的患者，禁忌生硬、尖刺、煎炸的食物，避免致命消化道出血的发生。各型肝硬化患者要保证摄入足够的热卡和蛋白质，每日热卡摄入量不低于（35kcal/kg 体重）×体重（按千克计算）或 1.3 倍基础代谢能量（REE），每日蛋白质摄入不低于（1.2g/kg 体重）×体重（按千克计算），而不是为预防肝性脑病而禁止或限制蛋白质摄入。伴有肝性脑病患者或不能耐受动物蛋白患者，给予支链氨基酸可以改善肝性脑病症状，增加氮源摄入，长期应用可改善营养状态。

对存在或可能存在微量元素缺乏的肝硬化或肝衰竭或肝癌患者，可在营养师或医师的指导下补充微量元素和维生素。

推荐肝硬化、肝癌患者进行分餐至 4~6 小餐（3 餐+3 次加餐，包含重要的夜间加餐）。

肝衰竭的患者应达到每日（35~40kcal/kg 体重）×体重（按千克计算）或 1.3 倍基础代谢能量（REE），根据肝性脑病等情况酌情给予，逐步达到（1.2~1.5g/kg 体重）×体重（按千克计算）的蛋白摄入目标时，应密切监测血糖水平，积极防治低血糖或高血糖。

（六）肝癌患者饮食

1. 维持体重，保持平衡膳食

肝癌患者消耗较大，必须保证足够的营养。衡量患者营养状况的好坏，最简单的方法就是看能否维持体重。而要使体重维持正常的水平，最

好的办法就是保持平衡膳食。此外，患者还应多食新鲜蔬菜，且一半应是绿叶蔬菜。

2. 肝癌患者应多吃低脂和富含蛋白质的食物

高脂肪饮食会影响和加重病情，而低脂肪饮食可以减轻肝癌患者恶心、呕吐、腹胀等症状，所以应该少吃油腻荤腥食物。肝癌患者食欲差，进食量少，若没有足够量的平衡膳食，则必须提高膳食的热量和进食易于消化吸收的脂肪、甜食，如蜂蜜、蜂王浆、蔗糖、植物油、奶油等。肝癌应多吃富含蛋白质的食物，尤其是优质蛋白质，如瘦肉、蛋类、豆类、奶类等，以防白蛋白减少。肝癌患者在接受经导管动脉栓塞化疗（TACE）、消融等介入治疗，手术切除，放化疗，靶向药物治疗前、治疗期间及治疗后应监测营养状态；接受介入治疗或手术切除治疗后的肝癌患者可应用支链氨基酸制剂，长期应用可稳定或升高白蛋白水平、减轻腹水和水肿。但是在肝癌晚期，肝功能不好时，要控制蛋白质的摄入，以免过多进食蛋白质诱发肝性脑病。

3. 维生素有一定的辅助抗肿瘤作用

维生素 A、维生素 C、维生素 E、维生素 K 等都有一定的辅助抗肿瘤作用。维生素 C 主要存在于新鲜蔬菜、水果中。胡萝卜素进入人体后可转化为维生素 A，所以肝癌患者应多吃动物肝脏、胡萝卜、菜花、黄花菜、白菜、无花果、大枣等。同时还应多吃些新鲜蔬菜和水果，如萝卜、南瓜、竹笋、芦笋、苹果、乌梅、猕猴桃等。

4. 肝癌患者应多吃含有抗癌作用微量元素的食物

无机盐即矿物质，营养学家把无机盐分为两类：常量元素，如钙、钠、钾、磷、铁等；微量元素，如硒、锌、碘、铜、锰、锗等。科学家发现，硒、镁、铜、镁、铁等矿物质具有抗癌作用。肝癌患者应多吃含有抗癌作用微量元素的食物，如大蒜、香菇、芦笋、玉米、海藻、海带、紫菜、蛤、海鱼、蛋黄、糙米、豆类、全麦面、坚果、南瓜、大白菜、大头菜和动物的肝、肾，以及人参、枸杞子、山药、灵芝等。

总之，肝病患者应根据自己病情的轻重缓急，遵循个性化的饮食原则。例如，肝硬化患者饮食以软、凉、易消化食物为主，如馒头、面条、面片、鸡蛋汤、火腿肠等，杜绝食用过硬、过热食品，防止上火、便秘，杜绝食用油炸食物和带刺食品（如鲤鱼、鲫鱼、草鱼等芒刺较多），因为带刺食品很可能划伤患者曲张的胃底和食道静脉，造成消化道出血。肝硬化患者切忌短期内大量食用高蛋白质食物，以防血氨浓度急剧上升，造成肝昏迷。除了应注意以上事项外，已经出现食道或胃底静脉曲张的患者，应避免进食生硬、粗纤维、煎炸及辛辣等刺激不易消化的食品，吃饭不宜过急过快；保持大便通畅，不宜过于用力，以防发生曲张静脉破裂出血。晚期肝硬化患者还应注意控制高蛋白饮食，以防出现肝性脑病。

（七）肝病患者禁忌食物举例

对于肝病患者来说，营养丰富的食物能够帮助肝细胞修复，但有些食物则不宜多吃，要掌握其量，吃多了反而会影响肝病的康复。肝病患者禁忌食物如下。

1. 巧克力、糖及各种甜食

一日之内不宜多吃，吃得过多会使胃肠道的酶分泌发生障碍，影响食欲；糖容易发酵，能加重胃肠胀气，并易转化为脂肪，加速肝脏对脂肪的贮存，促进脂肪肝的发生。

2. 松花蛋

松花蛋含有一定量的铅，铅在人体内能取代钙质，经常食用松花蛋会使钙质缺乏和骨质疏松，还会引起铅中毒。

3. 味精

味精是调味佳品，肝病患者一次用量较多或经常超量服用，可出现短暂头痛、心慌甚至恶心等症状。

4. 方便面、香肠和罐头食品

这类食物常含有对人体不利的食品色素与防腐剂等，经常食用会增加肝脏代谢和解毒功能的负担。

5. 羊肉

羊肉是高脂肪、高蛋白食物，具有很高的营养价值。但是乙肝患者却不可以吃，因为羊肉甘温大热，过多食用会使病灶发展，加重病情，所以乙肝患者应少吃或是不吃。

6. 肥猪肉

肥猪肉是含脂肪很高的食品，含动物性脂肪高达90%以上，而蛋白质仅有2.2%。乙肝患者如果摄入过多的脂肪，会使肝脏产生不同程度的变化，不利于病情恢复。所以肥猪肉会被列为乙肝患者的禁忌食物。

7. 虾

虾虽然可以补肾、壮阳，属于传统医学上的"发物"，但虾是一种高胆固醇食物，患有肝硬化、慢性乙肝的患者不宜多吃。

8. 韭菜

韭菜含有的粗纤维较多，而且比较坚韧，不宜被胃肠消化吸收，这对肝硬化胃气虚弱的患者极为不利，食用时需要谨慎。慢性乙肝患者多有阴虚内热的表现，应该忌食。

9. 各种腌制食品

腌制食品盐分太高，肝病患者吃多了易影响水、钠代谢，对失代偿期的肝硬化患者是禁忌。

10. 小麦、土豆类食物

以往认为，晚期肝病患者出现嗜睡、记忆力丧失、木僵化及昏迷不醒等症状，是因肝功能障碍引起的。但据美国科学家研究发现，晚期肝病患者发生的神志不清，与患者血液中积聚的一种叫"天然苯二氮样化合物"有关。研究人员说，小麦和土豆类食物含有少量的天然二氮类物质，但由于量少，对健康人不能起到镇静作用。而慢性肝病患者如常食用这类食物，由于肝功能障碍，机体不能把食物中含有的天然镇静剂及时分解清除，造成食物性的二氮类化合物在体内积聚。当这类物质达到一定量时，即可引起患者嗜睡、木僵及昏迷。因此，科研人员指出，慢性肝病患者，除了禁使用合成的二氮类药物（如安定）之外，也不宜食含有这类天然镇静剂物质的小麦和土豆类食物。

（八）养肝药膳

1. 鲤鱼汤

取活鲤鱼一条（约 600g）洗净，将赤小豆 40g、生黄芪 30g、陈皮丝 6g、枸杞子 10g，放鱼肚内同煮，加姜、葱、黄酒、香菇适量。食鱼肉喝汤。可用于肝硬化腹水及肝炎、肝病白蛋白低者，可利尿、益气、健脾。制作时赤小豆可改黑豆，调味可用胡椒粉、味精。汤中可加冬瓜、鲜菇、竹笋等调配。

2. 香菇银杏

水发冬菇（香菇）洗净去蒂，捏干水分。银杏（白果）入油锅略炸，去掉果衣。炒锅放置火上烧热，放入熟花生油，投放冬菇、银杏略煸炒，放盐、糖及鲜汤，用温火焖烧 3min，改用旺火，放入酱油、味精，用湿淀粉勾芡，淋上麻油起锅装盘即成。

3. 银耳莲子羹

取银耳 30g 水发后小火熬 1h，成黏浆状即可。另取莲子 30g、大枣 20 枚、山药 100g、去皮切块，茯苓 20g，同煮至莲子酥软，将银耳兑入同煮。冷食热食均可，加白糖、冰糖均可，食用时加山楂或山楂糕调色即可。可用于慢性肝病的调理，可健脾补肾养胃，久食无害。

4. 车前茵陈公英汤

取鲜车前叶、鲜蒲公英、鲜茵陈各 50g，洗净加水煎取一大碗，去渣加冰糖稍炖即成。每次服用 100~200ml，每日 2 次。可用于急性黄疸型肝炎降酶、退黄。该汤制作时，还可选加马齿苋、马兰、红枣、绿豆等。

第四节　　肝病患者的心理指导

世界卫生组织提出："健康不但指没有躯体缺陷，还应有完整的生理、心理状态和社会适应能力。"这说明医疗工作的对象不仅是人的躯体，也包括心理。护理人员与患者接触最多，若具备一定的心理护理知识就能较大幅度地提高护理质量。

医学心理学的研究成果提示我们，医疗工作不单是疾病的护理，更应该是"患者"的护理，要把患者看成是一个富有思想感情和心理活动的社会化的人。医疗教育的奠基者南丁格尔早就提出："医疗工作的对象不是冰冷的石块、木片和纸张，而是有热血和生命的人类。"所以医疗工作应着眼于患者提示的各种可能的心理因素，即要从整体（从生理和心理因素两方面）观察病情，才能有效地为患者病情的转归提供有利条件。

肝病患者常常产生一些负性心理，对患者的治疗、护理和康复起消极作用：①负性心理会进一步使患者重要内脏（尤其是肝、肺）受损害，因为它们可以使身体出现内分泌失调、激素增加、门静脉高压、水钠潴留，以及免疫力下降；②负性心理使患者心情不佳影响进食和休息，而休息不好和无法补充必要的营养，就不能使内脏获得充足的血流量，影响内脏细胞的再生，从而也就无法使内脏器官功能尽快恢复正常；③负性心理使患者功能紊乱，内分泌失调，从而引发其他疾病。

患者因住院隔离，远离亲人和他们熟悉的生活环境等，产生了多种不良的心理反应，主要有焦虑、恐惧、自卑、抑郁和人际敏感等。

（一）焦虑与恐惧

患者与家人分离，对疾病的应激和环境改变导致患者焦虑；患者对疾病的发生、发展和对传染病的特点不了解，担心疾病进一步发展，害怕传染给别人，产生恐惧和焦虑。由于患者的社会地位、文化程度、个体心理素质差异，在心理活动上除有一些共性外，也还有个体差异。因此，护理工作要根据患者情况具体分析，准确把握住患者的心理状态。

（二）自卑

患者所患疾病有一定的传染性，容易使患者产生自卑，怕家人、同事知道后瞧不起自己，惶惶不可终日，从而影响正常生活和对疾病的治疗效果及转归。

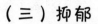
（三）抑郁

患者所患疾病病程较长，缺乏快速的治疗方法，长期反复治疗使患者对治疗效果信心不足，担心今后生活及家庭等问题，易致患者抑郁。

（四）人际敏感

患者常产生自卑感，过分在意周围人的言行和对自己的看法，猜疑别人一些无心的举动。

第五章

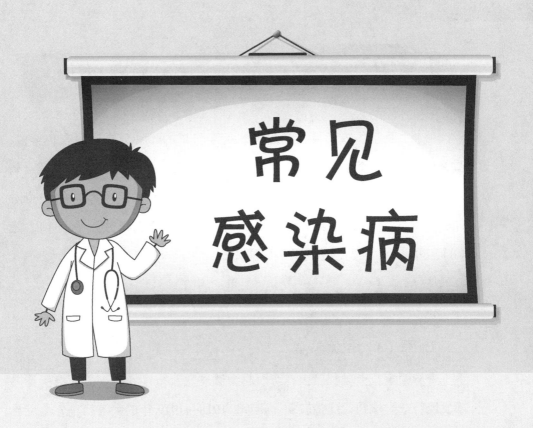

常见感染病

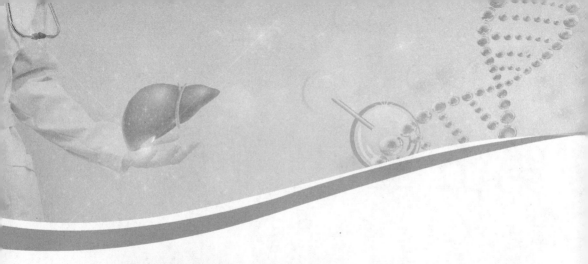

第一节　百年流感，躲也躲不过的敌人

　　流感，即流行性感冒，是由流感病毒引起的一种急性呼吸道传染病，其临床特点为起病急，全身中毒症状明显，如高热、头痛、全身酸痛、软弱无力等，而呼吸道症状较轻。流感病毒，即流行性感冒病毒（influenza virus），包括人流感病毒和动物流感病毒。人流感病毒分为甲（A）、乙（B）、丙（C）三型，是流感的病原体。

（一）流感分类

1. 甲（A）型流感

　　变异频繁，变异程度大，可引起全球暴发流行，易在一般人群中造成暴发流行或大流行，病情较重。例如，1918—1919 年的大流行中，全世界有 2000 万～4000 万人死于流感。

2. 乙（B）型流感

　　流行范围小于甲型流感，为中等流行或局部地区和群体的小流行，病情相对较轻。人们还没有发现乙型流感病毒引起过世界性大流行。

3. 丙（C）型流感

主要以散发形式出现，一般不发生变异，可侵犯婴幼儿；一般不引起流行，病情较轻。

（二）流感特点

流行性感冒的传染源主要是患者，其次是隐形感染者。患者自发病后3~7天内均可从鼻涕、口涎及痰液等分泌物中排出病毒，传染期约1周，病初2~3天传染性最强。

流行性感冒具有突然发生、迅速传播、发病率高但病死率低的特点，有季节性，北方多在冬春季流行，南方多在夏冬季流行。

流感引发死亡通常由并发细菌性感染所致。并发症多见于婴幼儿，老年人和慢性病（心血管疾病、慢性气管炎和糖尿病等）患者。

（三）流感 ≠ 普通感冒

普通感冒，全身症状轻，呼吸道局部症状重。初期有咽干、咽痒或烧灼感，而后出现打喷嚏、鼻塞，流清水样鼻涕，可伴有咽痛、流泪、声嘶、少量咳嗽等，很少发热及出现并发症，传染性弱，一般5~7天痊愈。患有普通感冒一般不会影响体力、食欲，能胜任正常的工作和学习。

但流感就大不一样了。流感主要表现为畏寒、寒战；高热，体温可高达39~40℃；伴有头痛、全身肌肉关节酸痛、极度乏力、食欲减退等全身症状；常有咽痛、干咳，可有鼻塞、流涕、胸骨后不适等。流感患者有明显的全身症状，且传染性强，需要休息、隔离治疗，甚至部分重症患者需要住院治疗。传统的血常规检测对于鉴别普通感冒和流感意义不大，可通过鼻咽拭子检查以助鉴别。

（四）流感传播途径

流行性感冒的传播途径以飞沫传播为主，其次也可经口腔、鼻腔、眼睛等黏膜直接或间接接触传播。此外，接触被病毒污染的物品也可引起感染。

（五）流感好发人群

流感在人群中普遍易感，尤其好发于小儿、老年人、有慢性基础疾病者、免疫力低下者。

大多数的流感为自限性的，但以下特定人群较易发展为重症病例：住院患者，小于 5 岁的儿童，65 岁以上老年患者，肥胖者（体重指数大于30），妊娠及围产期妇女，存在各系统慢性基础疾病者，免疫功能受损者（如长期使用免疫抑制剂、恶性肿瘤等），服用阿司匹林的儿童。因此在怀疑上述人群感染流感时，一定要给予高度重视，及早进行流感病毒相关检测及其他必要检查，留意全身情况，及早干预，阻止病情进一步加重。

（六）流感典型症状

1. 单纯型

单纯型流感最为常见，主要表现为起病急，可有全身中毒症状，如高热、头痛、寒战、乏力、全身肌肉酸痛、食欲减退等，体温在 1~2 天达高峰，3~4 天后逐渐下降，待热退后全身症状可有所缓解，乏力症状可持续1~2 周后恢复。单纯型流感的上呼吸道卡他症状相对较轻或不明显，少数患者可出现咳嗽、流涕、鼻塞、声音嘶哑、咽干、咽痛等症状，持续数日后消失。

2. 胃肠型

胃肠型流感较少见，患者常出现呕吐、腹泻、腹痛、食欲减退等症状，多见于儿童。

3. 肺炎型

肺炎型流感患者可出现高热不退、发绀、气急、咯血、极度疲乏等症状，病初与单纯型流感相似，一般在1～2天后病情加重，病死率高，多因呼吸和循环衰竭而死亡。

4. 中毒型

中毒型流感极少见，一般可有全身毒血症、神经系统受损、心血管系统受损等表现，如高热不退、血压下降、谵妄、惊厥及脑膜刺激征等症状。严重者可发生休克、弥散性血管内凝血、循环衰竭，病死率较高。

（七）流感并发症

1. 肺炎

流感最常见的并发症是肺炎，包括原发性病毒性肺炎、继发性细菌性肺炎或混合性肺炎，以肺炎链球菌、金黄色葡萄球菌、流感嗜血杆菌感染为主，可出现高热、脓性痰、剧烈咳嗽、呼吸困难等症状。

原发性病毒性肺炎不会自然消退，症状随着持续发热、呼吸困难和发绀的发生而逐渐恶化，出现急性呼吸窘迫综合征（ARDS）。患者的X线片可表现为弥漫性间质渗出，肺组织或分泌物标本培养病毒滴度高。

继发性细菌性肺炎是流感最常见的严重并发症，可导致死亡。流感起病后2～4天病情进一步加重，或在流感恢复期后病情反而加重，出现高热、剧烈咳嗽、脓性痰、呼吸困难，肺部出现湿啰音及肺实变体征。外周血白细胞总数和中性粒细胞计数显著增多。病原多以肺炎链球菌、金黄色葡萄球菌、流感嗜血杆菌等为主。重者可致败血症、感染性休克等。

2. 神经系统损伤

流感导致的急性坏死性脑病起病急，往往在发病数天后昏迷，预后差。长期服用阿司匹林者感染流感病毒后有可能发生瑞氏（Reye）综合征。

3. 心脏损伤

流感可并发心脏损伤，但不常见，包括心肌炎、心包炎，严重时还可出现心力衰竭。可见肌酸激酶增高，心电图异常，重症病例可出现心力衰竭。此外，感染流感病毒后，心肌梗死、缺血性心脏病相关的死亡风险增加。

4. 肌炎和横纹肌溶解

流感患者可并发肌炎和横纹肌溶解，主要表现为肌痛、肌无力、肾功能衰竭等症状。

5. 感染性休克

流感患者有时可合并感染性休克，常表现为高热、休克及多脏器功能障碍等。

（八）治疗

流感为自限性疾病，患者可根据自身情况采取一般治疗、药物治疗，一般无须手术治疗，部分患者不治疗也可自愈，接受治疗者一般治疗周期为1~2周。

1. 一般治疗

患者首先应该进行隔离并卧床休息，多饮水，保持鼻、咽及口腔卫生。出现低氧血症或呼吸衰竭的患者，可给予呼吸支持治疗，可采用鼻导管、面罩的方式进行氧疗。高热患者可以给予物理降温或者服用解热药物；咳嗽、咳痰严重的患者可以给予镇咳祛痰药物进行对症治疗。

2. 药物治疗

（1）M2 蛋白抑制剂

包括金刚烷胺及金刚乙胺，仅对甲型流感病毒有效，可阻断病毒吸附于宿主细胞，抑制病毒复制。早期应用可减少病毒的排毒量，缩短病程，但目前耐药性严重，基本不再应用。

（2）神经氨酸酶抑制剂

神经氨酸酶抑制剂的代谢产物能竞争性地与流感病毒神经氨酸酶的作用位点结合，选择性地抑制神经氨酸酶的活性，起到抗病毒作用。主要包括奥司他韦、扎那米韦及帕拉米韦等，对甲、乙型流感病毒均有效。

（九）流感患者自我隔离方式

流感大多是自限性的，这意味着绝大多数患者可以通过在家静养隔离治疗而好转，只有重症的患者需要住院治疗。在家隔离需注意哪些事项？

居家隔离，保持房间通风；充分休息，多饮水；饮食应当易于消化和富有营养；应佩戴口罩，与家人保持距离（至少 1.5m）。采取正确的咳嗽礼仪：打喷嚏或咳嗽时应用前臂或纸巾、毛巾掩盖口鼻，其后应彻底洗手，将污染的纸巾弃置于有盖垃圾箱内。高热者可进行物理或药物降温，儿童患者忌用阿司匹林或含阿司匹林的药物及其他水杨酸制剂。早期应用抗流感病毒药物可减轻症状，减少并发症，缩短病程。抗菌药物如头孢等，对病毒无效，不要自行应用。密切观察病情变化，一旦病情加重及时住院治疗。

（十）患者饮食调理

患者应以清淡饮食为主，多吃易消化、高维生素的食品，以满足人体营养需求。应注意少食多餐，避免暴饮暴食。同时，应增加患者的饮水量，保证水量充足，避免发生脱水问题。患者应多食含维生素 C 的食物，如西红柿、猕猴桃、橘子等水果。若患者食欲减退，可榨汁饮用。

患者在治疗期间应尽量选择半流质饮食，如面条、米粥、蛋汤等食物，可降低胃肠压力，有助于食物的消化、吸收。患者应避免食用辛辣刺激、生冷、油腻食品，防止脾胃受损，加重病情。咳嗽患者应注意少盐饮食，因为盐分过高对口腔及咽喉黏膜可产生刺激作用，加重咳嗽症状。

（十一）如何预防流感

1. 锻炼身体

通过锻炼身体，做一些有氧运动，提高身体免疫力，抵抗病毒。正常的工作、生活、学习应劳逸结合，不应过分疲劳，从而导致抵抗力下降，极易感染病毒性感冒。

2. 饮食清淡

加强营养，均衡饮食。饮食宜清淡，要多食富含高维生素的蔬菜、水果，不要吃太多辛辣生冷的食物，儿童不宜进食冷饮。适当食用鱼、肉、蛋、奶和豆类食品补充蛋白质，多食用新鲜蔬果以摄取维生素 C，以及多吃些清热利湿的食物，如苦瓜、桃子、黄瓜、绿豆等。

3. 多喝热水

在生活中还应注意休息，多喝水，促进身体代谢，并保持轻松愉快的心情。

4. 注意卫生

清洁卫生要注意，防止病从口入。勤洗手，勤洗澡，勤换衣，勤晒被褥。房间经常通风，保持房间干净卫生。身边如有感冒患者，注意保持距离！感冒高发季节，尽量少到人员密集场所。

5. 疫苗接种

疫苗接种是目前预防流感最有效的方法，也是预防流感的基本措施，接种者可有效减少患流感的概率，高危人群建议每年优先接种。我国目前使用的疫苗包括全病毒灭活疫苗、裂解疫苗和亚单位疫苗，均有较好的免疫原性及安全性。

6. 药物预防

对易感人群或有流感接触史但尚未发病者，除接种疫苗外，还可进行药物预防。常用药物有金刚烷胺、奥司他韦等。但是药物预防不能代替疫苗接种，只能作为紧急临时预防措施。

第二节　关于发热那些不得不说的事

（一）发热的定义

所谓发热，就是大家口中的发烧，其定义为：体温在调节时超过了正常体温。现在医学界并没有一致认可的正常体温上限，相关文献从 37.3℃ 到 38.3℃ 都有。发热是临床上最常见的症状，是疾病进展过程中的重要临床表现，可见于多种感染性疾病和非感染性疾病。

（二）人体的体温调节

简单来说，体温调节机制为：下丘脑的体温调节中心将原本的体温设定点调高，即为发热，并让人感到寒冷。这使得身体为了产生更多热量而出现肌肉收缩，并开始试图保存热量。当体温设定点回到正常值时（即为退烧时），患者就会开始感到燥热，出现脸红，也可能出汗。

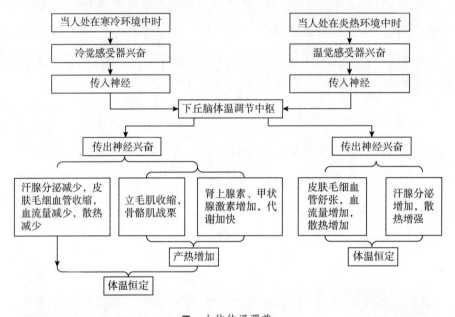

人体体温调节

（三）发热常见原因

按发热机制，可将发热分为致热原性发热和非致热原性发热。

导致发热的物质称为"致热原"。致热原性发热根据发热的发生机制可分为两类。①外源性致热原：侵入人体的细菌、病毒等产生的毒素直接刺激身体的温度调节中枢（位于大脑内的下丘脑），引起体温升高，可见于败血症。②内源性致热原：人体为了抵抗感染，体内的巨噬细胞、白细胞等与入侵生物发生作用，产生的复合体或代谢产物成为致热原，刺激发热。

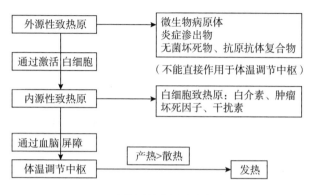

■ 致热原性发热发生机制

非致热原性发热常见于：①体温调节中枢直接受损，如颅脑外伤、出血、炎症等中枢性发热。②引起产热过多的疾病，如癫痫持续状态、甲状腺功能亢进等。③引起散热减少的疾病，如广泛性皮肤病、心力衰竭等。

根据病因可将发热分为两类。①感染性发热：发热时，身体制造过多热能或身体的体温调节失调，导致身体的温度高于温度设定点，或者导致温度设定点本身过高。可引起发热的原因很多，从小病到重症都有可能，可见于病毒感染、细菌感染、寄生虫感染，也可以见于普通感冒、流行感冒、泌尿道感染、呼吸道感染、脑膜炎、疟疾、阑尾炎等疾病。②非感染性的发热的原因包含血管炎、深静脉血栓、药物的副作用、癌症、血液病等。另外，发热不等同于高热。高热（中暑为高热的一种）起因于身体累积的热能过多或是身体的散热功能不足，导致体温超越正常体温设定点。

（四）体温测量

体温一般用体温计测量。高于下列温度之一可认为是发热：①腋下温度等于或高于 37.3℃。②口腔内温度等于或高于 37.7℃。③肛门内温度等于或高于 38℃。近年来也有通过红外线感测方式测量耳鼓膜温度的耳温枪测温。因测量快速，这类测温枪于 2003 年 SARS 流行期间在机场等公共场所被用来大规模检测可能携带疾病的旅客。

在温度与临界值相差不远的情况下，还要考虑下列生理因素：①人体温度一天内的变化，早上 4 点左右最低，下午 6 点最高。故早上测得口腔温度 37.5℃可认为是发热，晚上则不一定；②不同人的"正常体温"可以相差约 0.4℃；③更年期前的女性在排卵周期中体温会有规律地变化。

（五）发热的治疗

发热的治疗重点是找到发热病因，对因治疗，不严重的暂时性发热不一定需要治疗。原因如下：①发热在一定范围内可能有利于增强免疫系统功能；②观察发热的变化可以帮助医生和患者监测病情变化；③可根据热型协助诊断和指导治疗方案的调整。

高热原则上应先物理降温，常用方法包括酒精擦浴、冰袋敷头和擦拭颈部或者腹股沟大动脉处等。物理降温不理想的发热可考虑使用药物辅助。发热时体液丢失增多，应及时补充，包括多饮水，或者输液。民间"捂汗"（加盖衣被）的退热方法一般不被医学界推荐，因为操作不当可能阻止热量散发，对儿童和高热患者尤其危险。

治疗发热虽然能减少患者的不适，但一般不会加速痊愈过程。发热会增加心跳和新陈代谢，所以心脏病患者和年老体弱的人应特别考虑及时解除发热症状。但该类病人剂量宜小，以免出汗过多，体温突然下降引起虚脱。

（六）中暑了怎么办？如何预防呢？

中暑时应该如下处理：先将患者移至阴凉且通风良好处，让其安静休息；放低头部、平躺休息，并解开衣物；扇风或用水擦拭患者身体，以帮助降温；可提供淡盐水或稀释后的运动饮料，以补充电解质；如果有呕吐的状况，应让患者侧躺，以免呕吐物阻塞呼吸道；若情况未改善则需尽快送医，切记不可擅自服用退烧药或用酒精擦拭身体。

第三节　带您了解不明原因发热

临床上最常见的症状就是发热，可以引起发热的疾病太多了，经常有患者因为发热来就诊，接诊医生听到最多的一句话就是"大夫，我就一个毛病发热，你只要把我的发热治好就行了"！殊不知，这一个"小小的"发热，就有超过200种疾病的可能。

（一）什么是发热？发热的机制是怎样的？

发热是身体功能的自我保护机制，正常人的体温在中枢神经的调节下在一定的范围内保持动态平衡，但病原微生物的侵入会扰乱身体的中枢神经机制，使产热量增加，散热量减弱，出现不明原因的发热。不明原因发热（fever of unknown origin，FUO）在医学界一直都属疑难杂症，患者只有单纯的发热症状，而没有其他症状，在临床的各项检查中患者的身体指标正常。虽然单纯的发热对患者的生活不会有很大的影响，但是发热的原因可能会导致严重的疾病，因此，寻找 FUO 的病因是非常重要的。

（二）什么是 FUO？

FUO 在医学上也被称为"发热待查"，更多医生喜欢用该名称。是否只要发热都称为"发热待查"呢？并不是。典型发热待查的概念是指：发热持续 3 周以上，口腔体温至少 3 次大于 38.3℃（或至少 3 次体温在 1 天内波动大于 1.2℃），经过至少 1 周在门诊或住院的系统、全面的检查仍不能确诊的一组疾病。系统全面的检查应至少包括"三大常规"（血常规、尿常规、粪便常规）、粪便隐血试验、肝功能、肾功能、电解质、血培养、胸部 X 线片和腹部 B 超，且无免疫缺陷相关疾病史。

FUO 需要明确热型，包括以下几型。

稽留热：指体温恒定地维持在 39～40℃ 的高水平，达数天或数周，24h 内体温波动范围不超过 1℃。常见于大叶性肺炎、斑疹伤寒及伤寒高热期。

弛张热：又称败血症热型。体温常在 39℃ 以上，波动幅度大，24h 内波动范围超过 2℃，但都在正常水平以上。常见于败血症、风湿热、重症肺结核及化脓性炎症等。

间歇热：体温骤升达高峰后持续数小时，又迅速降至正常水平，无热期（间歇期）可持续 1 天至数天，如此高热期与无热期反复交替出现。常见于疟疾、急性肾盂肾炎等。

波状热：体温逐渐上升至 39℃ 或以上，数天后又逐渐下降至正常水平，持续数天后又逐渐升高，如此反复多次。常见于布鲁氏菌病。

回归热：体温急剧上升至 39℃ 或以上，持续数天后又骤然下降至正常水平。高热期与无热期各持续若干天后规律性交替一次。可见于霍奇金病等。

不规则热：发热的体温曲线无一定规律，可见于结核病、风湿热、支气管肺炎、渗出性胸膜炎等。

其中稽留热和弛张热多见于严重的细菌感染，间歇热多见于疟疾，波状热常见于布鲁氏菌感染。但儿童发热热型常不典型，很多非感染性疾病也可以表现出类似热型，因此需要掌握儿童各种感染性疾病与非感染性疾病的特点，有针对性地进行病情观察和必要的辅助检查以明确诊断。

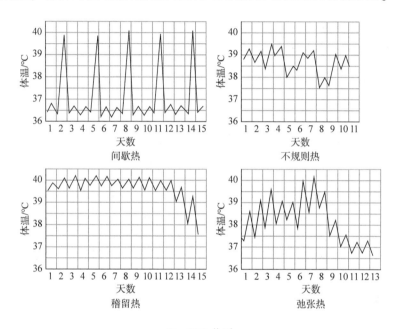

■ FUO 热型

目前，被广泛接受的仍是 1991 年修改后的 FUO 诊断标准，其优点在于剔除了大部分自愈性的急性感染性疾病和一部分功能性发热，对于 FUO 进行了明确的区分。但该诊断标准在我国仍存在一些需要讨论的地方：① 我国对可自愈的病毒性感染早期人为干预过多（如使用抗生素、解热镇痛药甚至糖皮质激素），造成部分患者的自然病程延长，因此以发热 3 周为界，使得许多上呼吸道感染病例被纳入了 FUO；② 笼统地界定体温大于 38.3℃，忽略了基础体温的个体差异及体温测量的部位和时机；③ 就诊医院等级条件和接诊医生经验不同，由哪一级医院作出 FUO 诊断更加可靠未予明确；④由于国内不同 FUO 研究所依据的诊断标准不同，导致其诊断的 FUO 内涵有很大差异，不同研究间缺乏可比性。

（三） FUO 都有哪些原因？

临床实践中，可依不同需要对 FUO 病因进行分类：①按发热机制将其分为致热原性发热和非致热原性发热；②按治疗需要分为感染性发热和非感染性发热；③按疾病种类分为感染性疾病、结缔组织病、恶性肿瘤和其他类疾病，此种分类目前最为常用。

按照医学上对 FUO 病例的研究和总结，将它的病因归纳为 4 大类。①感染性疾病：为 FUO 的主要原因，多数为细菌感染，其次是病毒感染。②非感染性炎症性疾病：主要包括风湿性疾病中的系统性红斑狼疮、成人斯蒂尔病、风湿性多肌痛、原发性血管炎等。③肿瘤性疾病：血液系统肿瘤、肾上腺样瘤、结直肠肿瘤和中枢系统肿瘤较常见。④其他疾病：药物热、肉芽肿性疾病、栓塞性静脉炎、溶血发作、隐匿性血肿、周期热、伪装热等。

我国经典 FUO 回顾性研究结果显示，感染性疾病、结缔组织病、恶性肿瘤和其他类疾病分别占 FUO 病因的 51.5%、18.4%、11.9% 和 7.1%，11.1% 的病例仍不能确诊。感染性疾病仍是 FUO 的主要原因，但比例呈现下降趋势；结缔组织病和恶性肿瘤是 FUO 的重要病因，近年比例呈现上升的趋势。FUO 病因分布的变化与 FUO 诊断技术的发展，尤其是分子生物学技术的巨大进步和广泛应用明显相关。就具体疾病而言，我国 FUO 病因覆盖 20~52 种疾病，其中结核菌感染仍然是主要感染性疾病，成人斯蒂尔病和系统性红斑狼疮仍是常见的结缔组织病，恶性肿瘤以淋巴瘤和恶性组织细胞病最为多见，坏死性淋巴结炎和药物热是常见的其他类疾病。

（四） FUO 难以确诊的原因

FUO 疾病谱超过 200 种疾病，绝大部分是常见病、多发病。既然 FUO 的病因主要是常见病、多发病，为什么患者长期、反复多次就诊仍不能确诊呢？部分客观原因：①临床表现不典型或较罕见，如反复发作的泌尿系统感染未出现膀胱刺激征、结核性脑膜炎没有明显的头痛；②实验室检查缺乏特异性表现，如患者只有血沉加快，其他检查基本正常；③部分疾病目前仍没有特异性的检查方法，如结核病活动期的判断。主观原因常常是"不能确认"或"没想到"，如病程 1 周以内的上呼吸道感染诊断不难，但病程超过 2 周，上呼吸道感染的诊断就会受到质疑，超过 1 个月就不敢作出上呼吸道感染的诊断了；对来自牧区的发热患者很容易想到布鲁氏菌病，但对没有接触过活牛羊的城里人就很难将发热和布鲁氏菌病联系起来。

而随着实验室检测技术和影像学技术的发展，以及多中心联合诊治理念的进展，疾病的诊断精度也正愈发完善。

（五）医生是如何诊治 FUO 患者的？

医生圈内有一句老话，"外科怕腹痛，内科怕发热"。FUO 在临床上属于疑难病例，虽然现代医疗技术发展迅速，但仍有约 15% 的 FUO 病例即使经过了经验丰富的临床医生诊治，应用了现代化的诊断技术，仍无法明确病因。

FUO 的病因诊断很难一步到位，可以将其分为三个层次，由浅入深逐步细化：第一层次是定性诊断，明确患者发热的原因是感染性疾病、结缔组织病、恶性肿瘤或其他疾病；第二层次是定位诊断，若为感染性疾病应确定病变器官，若为恶性肿瘤性疾病应确定肿瘤的位置；第三层次是定型诊断，如感染应确定病原微生物的种类，如淋巴瘤的分型。实际临床诊断过程并非都按这三个层次顺序进行。一般而言，FUO 的诊断只需完成前两个层次，有时甚至只能完成第一层，仅作出定性诊断，定型诊断一般应由相应的专科完成。

临床医生遇到发热患者，首先，依据概念判断患者是否符合 FUO 的范畴；其次，进行第一阶段初筛检查，主要包括筛查常见病的血液检查、影像学、彩超等；再次，依据检查结果进行第二阶段特异性检查，主要包括全身 PET-CT 检查及侵入性检查；最后，对症及经验性治疗。

FUO 的诊断依据通常为：①金标准诊断，如病理学、病原学证据，是最理想、最可靠的诊断依据；②公认的标准诊断，如成人斯蒂尔病的诊断，多包括排除条件；③试验性治疗后诊断，如长期发热的患者，应用抗生素好转、停药复发、再用又好转、停药再复发，反复几次可诊断为感染性发热，方法常用但不十分准确，应进一步检查确定病变部位；④推理性诊断，如诊断由感染引起的变态反应性发热，常常只是推论，很难找到客观证据，这一方法需要较丰富的经验，应用较少，但有时非常有用。需要说明，FUO 病因的诊断有时不完全符合教科书或实用内科学的全部诊断条件，有些诊断不十分确定，需要在治疗过程中不断修正和完善。此外，对每一个存活的患者都应进行至少一年的随访以确认诊断。

接诊 FUO 患者应该问什么？查什么？怎样展开辅助检查？许多研究提出了不同的策略。这些策略的共同特点是：完成病史采集和体格检查后，先进行若干项目的辅助检查，根据检查结果再进行若干项相应的检查，逐渐深入直至明确诊断。所不同的是，某项检查在不同方案中有所取舍。随着新设备、新方法的出现，诊断策略也不断改进，如 PET-CT 已被广泛应用于 FUO 的诊断，对肿瘤特别是淋巴瘤的诊断很有帮助。虽然大部分研究仍强调病史和体格检查在 FUO 病因诊断中的作用，但其诊断方案仍是以辅助检查为主轴进行设计的。这种策略的优点是方便易学、便于统一，但灵敏性差，当遇到同一种病有不同的检查结果或同一检查结果有可能代表不同的疾病时难以作出判断。

一般诊断策略是以患者的临床症状特别是发热症状为主轴。其基本内容是：当患者除发热外无其他临床表现，实验室检查又得不到有价值的诊断线索时，围绕发热症状对患者进行仔细询问，将获取的发热特点同已知的某类疾病的发热特点进行比对，作出倾向性诊断，选择有针对性的检查，根据检查结果修正诊断，再做进一步的检查，逐渐明确诊断。

FUO 病例的共同特点就是发热。许多引起 FUO 的疾病除了其特有的临床表现外，发热特点也不相同。这些特点包括发热的诱因、发热的时间、前驱症状、有无畏寒或寒战、高峰时间、温度、热型、持续时间、出汗多少、退热药的作用时间等。通过研究我们发现，FUO 中不同疾病所致发热不但各有特点（尽管差别可能很小），且相对稳定，因而可用于发热原因的推测。对此我们称之为发热症状学研究，并于 2007 年起将此研究的成果应用于 FUO 病因诊断。迄今为止，我们已累计接诊原因不明的长期发热患者 4000 例左右（包括长期低热在内），90% 以上的患者最终明确诊断，其中许多就是通过发热症状学的方法确诊的。

症状是问诊的主要内容，是诊断、鉴别诊断的重要线索和主要依据，也是反映病情的重要指标之一。人们对某些能够代表疾病特征的局部症状如腹痛、胸痛等已有较深入的研究，也取得了较大的成绩，对诊断帮助很大。由于发热只是疾病全身症状的一部分，通常不是诊断的主要依据，所以研究较少，一般书籍、文章在描述疾病症状时，对发热多是一带而过，仅有少数疾病强调了其发热特点。

发热症状学的作用是提出病因进行初步诊断，引导辅助检查。我们的大部分诊断最终都是由实验室检查确定的。有必要说明的是，检查申请单上有无初步诊断对检查的结果影响很大。有很多患者曾就诊于多家医院，也反复做了很多的检查，仍无法明确病因，却在某一家医院很快就确定了病因，其原因在于，以 FUO 申请检查时超声科医生只需报告他看见了什么，但如果以某病申请检查时他就必须回答是或不是，两者的关注点和责任不同，因而结果也不同。此外，体格检查也应根据症状有目的、有重点地进行。

在成人 FUO 的临床特点回顾中发现，要明确发热原因，需采取多种方式确诊，并通过多方面的检查寻找病因。对于难以发现病因且发热持续不降的患者，要科学运用诊断性的治疗方法，组织相关的专家、高年资各科室的医护人员及常规的护理人员，研究患者的发热状况，寻找能够缓解患者病情的方法，严密检查患者的状况，仔细研究患者的细微变化。在临床中常见的发热激活物分为体外和体内两种，体外的包括真菌、细菌、疟原虫、病毒、螺旋体，体内的包括类固醇和抗原抗体复合物。

（六）患者无法去医院，自己该怎样判断和处理？

首先应明确正确的测体温方法。腋窝、耳部和前额温度比直肠或口腔温度测量容易，但准确度较低，综合考量，推荐正确的测体温方式为测量口腔温度，方法如下：①如果进食或饮用了任何热的或冷的东西，应等待至少 30min。②用凉水和肥皂清洗体温计，然后予以冲洗。③将体温计的末端置于舌下，朝向后方，用嘴唇（而非牙齿）固定体温计。④紧闭嘴唇以包住体温计。玻璃体温计需要大约 3min 才能测出体温，大部分数字体温计则需要不到 1min。

你的不适程度比体温高低更具意义，如果你认为自己有发热并感觉不适，医护人员可能希望你通过测量口腔或直肠温度来复查体温。如果不适感严重，在专业医疗人员来之前，可以采取以下方法适当缓解症状。

冷敷：如果高热无法耐受，可以采用冷敷降低体温。在额头、手腕、小腿上各放一块湿冷毛巾，其他部位应以衣物盖住。当冷敷布达到体温时，换一次，反复直到热退为止。也可将冰块包在布袋里，放在额头上。

热敷：假使体温不是太高，可以采用热敷来退热。用热的湿毛巾反复擦拭患者额头、四肢，使身体散热，直到退热为止。但是，如果体温上升到39℃以上，切勿再使用热敷退热，应以冷敷处理，以免体温继续升高。

擦拭身体：蒸发也有降温作用。专家建议使用冷自来水帮助皮肤驱散过多的热。虽然可以用海绵擦拭全身，但应特别加强擦拭一些体温较高的部位，如腋窝及腹股沟。将海绵挤出过多的水后，一次擦拭一个部位，其他部位应以衣物盖住。

泡澡：有时候，泡个温水澡是最舒服不过了，它同样也可以起到缓解发热症状的作用。婴儿应以温水泡澡，或是以湿毛巾包住婴儿，每15min换一次。

补充液体：当你高热时，你的身体会流汗散热，身体也会因为流失太多水分而关闭汗腺，以阻止进一步的水分流失，这使你的身体无法散热。解决之道就是补充液体，喝大量的白开水及果菜汁。果菜汁含丰富的维生素及矿物质，尤其是甜菜汁及胡萝卜汁。如果你想喝番茄汁，应选用低钠的产品。发热期间应避免固体食物，直到状况好转。如果呕吐情形不严重，还可以吃冰块退热。在制冰盒内倒入果汁，冰成冰块，还可在冰格内放入葡萄或草莓，这尤其受到高热的孩子欢迎。

适当服用镇痛药：若感到非常不舒服，可服用镇痛药。成人服用2片阿司匹林或2片对乙酰氨基酚，每4h服用一次。对乙酰氨基酚的优点是较少人对它过敏。由于阿司匹林与对乙酰氨基酚的作用方式有些不同，你

第五章　常见感染病

127

若觉得使用一种无法有效地控制发高热，不妨两种并用。每 6h 服用 2 片阿司匹林及 2 片对乙酰氨基酚。服用这些药物时，需先经医师同意，最好记住自己服用的药物和剂量，就诊时主动告知医师。

穿衣适量：如果感到很热，则脱下过多的衣物，使体内的热气可以散发出来。但如果因此而打寒战，则说明衣物太少，应该增加，直到不冷为止。同时，勿使室温过高，医师通常建议勿超过 20℃。同时，应让室内适度地透气，以帮助复原，并保持柔和的光线，使患者放松心情。

一般来说，我们建议如果为短程急性发热（小于 3 周），自觉症状较轻，一般以病毒感染居多，多数呈自限性，可自愈，可自行观察或根据情况到感染科门诊就诊。

发热伴随明显咳嗽、咳痰、腹痛、腹泻、尿频、尿急、尿痛等系统感染症状，需至相应专科门诊就诊。如果伴有剧烈头痛、喷射性呕吐等颅内压增高的表现，应立即至急诊或神经内科就诊，需要住院诊治。伴有心前区痛、心慌、胸闷、气促等表现时亦有心肌炎等心血管系统疾病可能，建议急诊入院治疗。

发热患者入院之后，医生会根据患者一般情况选择暂时不用药物，观察热型并尽快完善检查，或者经验性治疗同时尽快完善检查。建议患者配合医护详细记录体温变化情况，尽可能提供既往准确的病史资料，尽快完善各项检查，以利于尽早明确诊断。

有很多患者因为反复出现的 FUO 而出现了焦躁、不安等心态，尤其是住院时忍不住会胡思乱想，这对疾病的确诊和治疗是非常不利的。此时应该怎样调整自己的心态呢？首先，要正确认识 FUO，每个人一生中都免不了会发生这一症状，无法明确病因也不一定就是重症疾病的预兆，也有部分患者毫无来由地出现 FUO，一直到发热症状完全消失也没有明确病因；其次，要积极配合治疗，这样才能最高效率地推动诊治活动的进展，对明确病因和之后的治疗都有益；再次，还需要注意自己生活的调控，按时作息，在医生允许的范围内适度运动，尽量避免因为生活作息的改变出现其他疾病；最后，也是最重要的一点，主动调整自己的心态，不要因为反复的发热而闷闷不乐，不然可能没有毛病也会闷出毛病，要坚信，只要自己主动配合医生的检查和治疗，疾病总会被打败。

新型冠状病毒肆虐对我们处理 FUO 又提出了新的要求。疫情防控期间，除了日常的防护措施以外，当自己真的出现发热症状时，应避免接触家人和同事，主动佩戴口罩，并及时就近到正规医疗机构发热门诊就诊。前往医院就诊时尽量避免乘坐公共交通工具。就诊时主动报告主治医师症状出现前 14 天的旅行史、类似病例接触史等，以及周围人员中是否有类似病例。若医生告知居家隔离，应尽量单人居住，避免与共同居住人员接触；不要离开隔离场所；保持房间通风，防止相互交叉感染；就餐时使用单独碗筷、毛巾等密切接触物品；尽量保持高频率的清洁、消毒；每日按时测量并记录体温，及时汇报给医师。在一些检查之前应用一些药物可能会导致检查的阳性率显著下降，干扰病情观察及诊治过程，所以，不建议患者自行应用退热药物及抗生素等其他药物。若已用药，应与主治医师沟通用药情况。

第四节　"艾"我你怕了吗
——关于艾滋病不得不说的事

提到艾滋病，大家马上联想到"不治之症""死亡"等字眼，即"谈艾色变"且认为艾滋病是坏人、道德品质有问题的人才会得的病。出于对艾滋病的恐惧，公众害怕接触艾滋病病毒感染者和艾滋病患者，有意无意地隔离他们、歧视他们，逐渐将这些患者"边缘化"，也使得一旦感染艾滋病毒，就意味着"众叛亲离""宣判死刑"，因此造成公众对艾滋病的恐惧。其实艾滋病本身并不可怕，只是无知会无形之中将它妖魔化，我们有时宁愿怀着抵触的心理恐慌地躲避，也不愿意去了解它从而消除阴影。下面让我们怀着平等包容的心态去了解这一疾病吧。

（一）艾滋病起源

20 世纪 70 年代末期，美国疾病控制与预防中心在洛杉矶发现一种奇怪的病：患者全身免疫系统几近崩溃，还会感染其他各种不同寻常的疾病，更可怕的是所有的医疗手段都无济于事，治愈率为零！随后，人们发现得病的人越来越多，而且患者有一个共同点——都是男同性恋。因此，有些研究者直接将这种病叫作"男性同性恋者免疫缺陷病"。然而，随着时间的推移，一些女性、异性恋男性、血友病患者、用注射器吸毒的瘾君子甚至儿童也得了这种病。1982 年，这种病被美国疾病控制与预防中心命名为"获得性免疫缺陷综合征"（AIDS），即艾滋病。

（二）艾滋病是什么？

艾滋病是由人类免疫缺陷病毒（HIV）感染人体后导致的一种致命性病毒性传染病。病毒感染后破坏人体的 $CD4^+T$ 淋巴细胞，导致细胞免疫功能受损，进而导致各种严重的机会性感染和肿瘤。HIV 感染后，人体易感染各种疾病，并可发生恶性肿瘤，病死率较高。

（三）艾滋病是如何传播的？

目前认为艾滋病唯一的传染源是感染 HIV 的人，包括 HIV 携带者和艾滋病患者，传播途径主要有血液传播、母婴传播和性接触传播。

血液传播：接触被 HIV 污染的血液或血液制品、共用针具等而感染。共用针具主要存在于吸毒人群中，所以这也是为什么禁毒和"防艾"总是一起宣传。到黑诊所去人流、拔牙、美容等，因器械消毒不彻底而被 HIV 污染均有可能被感染。

性传播：HIV 存在于精液、阴道分泌物中，在性接触过程中皮肤黏膜出现细微破损，病毒则会乘虚而入，进入血液。

母婴传播：HIV 可以通过胎盘、产道或者哺乳传染给宝宝。

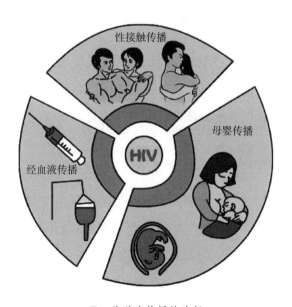

■ 艾滋病传播的途径

（四）艾滋病的临床表现

从感染 HIV 进展至艾滋病终末期是一个漫长的过程。初次感染 HIV 后的 2~4 周内表现为急性期症状：发热最为多见，可伴有咽痛、盗汗、恶心、呕吐、腹泻、皮疹、关节痛及淋巴结肿大等。大多表现轻微，持续 1~3 周后缓解，此后可进入为期 6~8 年的无症状期。感染 HIV 的终末阶段称为艾滋病期，一旦发展为艾滋病，患者就会出现各种临床表现。除了 HIV 相关症状外，还可出现持续性全身淋巴结肿大，特点是：①除腹股沟以外两处或以上部位的淋巴结肿大；②淋巴结直径大于 1cm，无压痛，无粘连；③持续时间 3 个月以上。另外还包括各种机会性感染和机会性肿瘤，即在正常的机体中很少出现的感染疾病和恶性肿瘤。

（五）如何诊断艾滋病

艾滋病的诊断原则：流行病学史（高危性行为、静脉注射毒品史、输入未经抗 HIV 抗体检测的血液或血制品、HIV 抗体阳性者所生子女、职业暴露）+临床表现+实验室检查 HIV 抗体阳性。

（六）治疗及预后

目前采取高效抗反转录病毒疗法（HARRT），俗称"鸡尾酒疗法"，是目前针对 HIV 的最有效治疗手段，含 6 大类 30 多种药物，分为核苷类反转录酶抑制剂、非核苷类反转录酶抑制剂、蛋白酶抑制剂、整合酶抑制剂、融合抑制剂、CCR5 抑制剂。疾病的预后取决于治疗的早晚，且静脉药瘾途径感染者预期寿命短于其他途径感染者。以目前的医疗水平，艾滋病只能被控制，不能被治愈。

（七）关于艾滋病，你需要知道什么？

1. 艾滋病可治愈吗？

目前，在全世界范围内仍缺乏根治 HIV 感染的有效药物。现阶段的治疗目标是：最大限度和持久地降低病毒载量，获得免疫功能重建和维持免疫功能，提高生活质量，降低 HIV 相关的发病率和死亡率。"鸡尾酒疗法"可以把患者体内的病毒减少到与常人无异的程度，但是无法完全清除，一旦患者停止接受治疗，病毒就会重新疯狂复制。也就是说，艾滋病患者必须终身治疗。目前，我国疾控中心免费为艾滋病患者提供该疗法的治疗药物。

2. 如何预防艾滋病？

根据艾滋病的传播途径，我们总结出艾滋病预防的三字方针：阻、拦、药。①阻：阻断，适用于母婴传播。随着现代医疗技术的发展，即使母体患有艾滋病，只要接受临床阻断技术，基本都可以生出健康宝宝。②拦：避孕套，适用于性传播。因此要在发生亲密性行为时使用"拦精灵"保护自己。当然最好的办法就是忠于伴侣，忠于家庭，洁身自好。③药：预防用药。一旦明确真正暴露于 HIV 之下，尽快使用药物进行暴露后预防，越快越好，最好在 2h 内用药，不能晚于 72h，且用药应持续 28 天。

3. HIV 和 AIDS 是一回事吗？

HIV 与 AIDS 不是一回事。HIV 是一种病毒，AIDS 是一种病症。一个人感染了 HIV 不一定马上发病，发病之后，才能说这个人患上了 AIDS。

4. AIDS 无症状期具有传染性吗？

一般情况下，HIV 数量越多，传染性也就越强。在无症状期，由于病毒在人体内不断复制，致使机体免疫系统受损，所以也是具有传染性的。

5. 与患病家属日常生活接触会被传染吗?

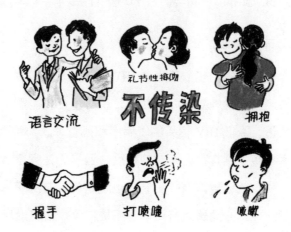

语言交流　礼节性接吻　**不传染**　拥抱

握手　打喷嚏　咳嗽

6. 口交和肛交会被传染吗?

会！这些性行为极易造成黏膜破损，只要有微小的擦伤就会成为病毒入侵的门户。

7. 安全套可以完全隔离 HIV?

如在每次发生性行为时都能正确使用有质量的安全套，可以有效预防艾滋病。安全套已被证明是有效预防男性和女性感染 HIV 的措施。

8. 艾滋病是同性恋才得的病，异性恋不用担心?

任何人都有可能感染 HIV。同性恋本身与艾滋病传播并无关联。与携带 HIV 的伴侣进行性行为时没有采取防护措施、使用了带有 HIV 的血液制品或与他人共用针头等行为都是可能感染上 HIV 的。无论是同性恋还是异性恋，如果一方携带 HIV，另一方就有被感染的风险。

各位读者朋友们，每年 12 月 1 日为世界艾滋病日，让我们多一份理解与包容，少一份歧视与冷漠，正确对待，温暖同行。

第五节　谈之色变的狂犬病是可以预防的

狂犬病是狂犬病毒引发的急性传染性疾病，该病是人畜共患，属于中枢神经系统中的感染性疾病，且该病的死亡率较高，对患者的生命安全造成了严重威胁。

（一）哪些动物会传染狂犬病呢？

主要是病犬，其次为猫、猪、牛、马等家畜，野生动物中蝙蝠、浣熊、臭鼬、狼、狐狸等也可以传播狂犬病。一般来说，患狂犬病的人传播狂犬病的可能性很小。

（二）狂犬病毒是怎么传播的呢？

狂犬病毒主要通过咬伤传播，也可由带病毒犬的唾液，经各种伤口和抓伤、舔伤的黏膜和皮肤感染，少数可在宰杀病犬、剥皮、切割等过程中被感染。蝙蝠群居洞穴中可能通过吸入含病毒的气溶胶被感染。此外，器官移植也可传播狂犬病。

（三）被咬伤后多久会发病呢？

人被病犬咬伤后发病率为 15% ~ 20%，大多在 3 个月内发病，但有少数人可在十余年后才发病。

（四）咬伤后如何紧急处理？

应立即用 20% 肥皂水或 0.1% 苯扎溴铵（新洁尔灭）彻底冲洗伤口至

少 30min。用 2% 碘酒或 75% 酒精涂擦伤口，但不要缝合、包扎。在伤口底部和周围局部浸润注射抗狂犬病免疫球蛋白或免疫血清（根据条件）。尽快至疫苗接种中心接种疫苗。

（五）疫苗如何接种呢？

暴露前预防：于 0、7、28 天分别接种，共 3 次，每次 1ml，肌内注射。

暴露后预防：于 0、3、7、14、28 天分别接种，共 5 次，每次 2ml，肌内注射；如果严重咬伤，于 0、1、2、3、4、5、10、14、30、90 天分别接种，共 10 次，每次 2ml，肌内注射。2~5 岁 1ml，2 岁以下 0.5ml。

全程免疫后 3~6 个月再被咬伤，需加强注射 2 针，间隔 1 周；6 个月以后再被咬伤，需再次全程注射。

（六）预防措施

1. 高危人群需行暴露前预防

高危人群包括兽医、山洞探险者、从事狂犬病毒研究人员和动物管理人员，建议提前接种狂犬病疫苗以预防感染。

2. 特殊人群建议首剂加倍

以下人群建议首剂加倍：注射疫苗前 1 个月内注射过免疫球蛋白或抗血清者；先天性或获得性免疫缺陷患者；接受免疫抑制剂（包括抗疟疾药物）治疗的患者；老年人及患慢性病者；暴露后 48h 或更长时间后才注射狂犬病疫苗的人员。

3. "10 日观察法"

世界卫生组织提出"10 日观察法"（仅限于家养的犬、猫、雪貂，且咬人的动物需有 2 次明确记载的狂犬病疫苗免疫接种史），即咬人的动物在 10 日内保持健康，即可判定被咬的人没有感染狂犬病毒，可终止免疫接种。

（一）什么是布鲁氏菌病？

提到小羊，人们会想到青青草原上的白色可爱生灵，会想到夜半时分香味四溢的羊肉串，甚至是现在时兴的"更健康、更有营养的牛奶替代品"——羊奶。国人的生活和小羊息息相关，但其中竟然埋藏着一枚定时炸弹——布鲁氏菌病。

布鲁氏菌病（简称"布病"），又称地中海热、波状热或马耳他热，是由布鲁氏菌引起的一种人畜共患的传染病，属自然疫源性疾病。

布鲁氏菌是革兰阴性需氧杆菌，分类上为布氏杆菌属。该属细菌为非抗酸性，无胞芽、荚膜、鞭毛，呈球杆状。组织涂片或渗出液中常集结成团，且可见于细胞内，培养物中多单个排列。布氏杆菌属有 6 个种，即牛种、羊种、猪种、绵羊种、犬种和沙林鼠种，前 5 种感染家畜。在中国的流行病学研究结果中显示，我国最常见为羊种。

布鲁氏菌在土壤、水中和皮毛上能存活几个月，一般消毒药能很快将其杀死。在自然界中抵抗力较强，在病畜的脏器和分泌物中，一般能存活 4 个月左右，在食品中约能生存 2 个月。对低温的抵抗力也强，对高温和消毒剂抵抗力弱，对链霉素、氯霉素和四环素类等均敏感。

（二）布病的感染途径、症状

1. 布鲁氏菌如何感染人体？

（1）传染源

羊在国内为主要传染源，其次为牛和猪，患病的宠物犬也有一定传播布病的风险。目前已知有60多种家畜、家禽是布鲁氏菌的宿主。

（2）传染途径

可以经皮肤及黏膜接触传染、消化道及呼吸道传染，也可由苍蝇携带、蜱叮咬传播。

①经皮肤黏膜接触传染：直接接触病畜或其排泄物、阴道分泌物、娩出物；或在饲养、挤奶、剪毛、屠宰及加工皮、毛、肉等过程中没有注意防护，可经皮肤微伤或眼结膜受染；也可间接接触病畜污染的环境及物品而受染。

②经消化道传染：食用被病菌污染的食品、水或食生乳以及未熟的肉、内脏而受染。

③经呼吸道传染：吸入病菌污染环境后形成的气溶胶而受染。

④牧民接羔为主要传染途径，兽医为病畜接生也极易感染。

综合来看，患病率取决于与牲畜及其产品的接触机会。

（3）易感人群

人群对布鲁氏菌普遍易感，病后可获得较持久的免疫力，并且不同种属之间存在交叉免疫，故再次感染的病例较少见。疫区居民可因隐性感染而获得免疫。

（4）潜伏期

常见为1~3周，平均2周，也可长达数月甚至是1年以上。

该菌侵入人体后，在细胞内生长繁殖，形成局部原发病灶，激发人体的特异性免疫系统，被吞噬细胞吞噬。由于本菌能抵抗吞噬细胞的吞噬消毁，并能在该细胞内增殖，会经淋巴管至局部淋巴结，待繁殖到一定数量后，突破淋巴结屏障而进入血流，反复出现菌血症。

由于内毒素的作用，患者出现发热、无力等中毒症状。后该菌随血液侵入脾、肝、骨髓等细胞内寄生，血流中细菌逐步消失，体温也逐渐消退。细菌在细胞内繁殖至一定程度时，再次进入血流又出现菌血症，体温再次上升，反复呈波浪热型。该菌多为细胞内寄生，难彻底治疗，易转为慢性及反复发作，在全身各处引起迁徙性病变。

病后可产生免疫力，在不同菌种和生物型之间有交叉免疫。布鲁氏菌多为细胞内寄生，抗体不易直接发挥作用，故一般诊断细胞免疫较重要。

2. 感染布病会有什么症状？

该病临床表现变化多端，就个别患者而言，其临床表现可以很简单，如仅表现为局部脓肿；也可很复杂，如表现为几个脏器和系统同时受累。羊型和猪型布病大多较重，牛型的症状较轻，部分病例可不发热。

国内以羊型布病最为多见，未经治疗者的自然病程为 3~6 个月（平均 4 个月），但病程较短者仅 1 个月便可痊愈，也有甚者转为慢性感染，长达数年以上。其病程一般可分为急性期和慢性期，牛型的急性期常不明显。

潜伏期 7~60 天，一般为 2~3 周，少数患者在感染后数月或 1 年以上发病。实验室中受染者大多于 10~50 天内发病。人类布病可分为亚临床感染、亚急性及急性感染、慢性感染、局灶性和复发感染。

经抗菌治疗后，有约 10% 的患者可能会复发。复发往往发生在初次治疗结束后 3~6 个月，导致复发的原因往往与细菌的耐药性、细菌在细胞内的定位及不规范的治疗有关。

（1）亚临床感染

亚临床感染常发生于高危人群，血清学检测 30% 以上有高水平的抗布鲁氏菌抗体，不能追溯明确的临床感染史。

（2）亚急性及急性感染

起病者占 10%～30%。少数患者有数日的前驱症状，如无力、失眠、低热、食欲症、上呼吸道炎等。急性期的主要临床表现为发热、多汗、关节炎、睾丸炎等。

①发热，以弛张型最为多见，波状型虽仅占 5%～20%，但最具特征性，其发热增殖为 2～3 周，继以 3～5 天至 2 周无热期后热再起，如此循环起伏而呈波状型；多数患者仅有 2～3 个波，偶可多达 10 个以上。

②多汗，该病的突出症状较其他热性病显著，常于深夜或清晨热退时大汗淋漓，大多患者感乏力、软弱。

③关节疼痛，常使患者辗转呻吟和痛楚难忍，可累及一个或数个关节，主要为骶髂、髋、膝、肩、腕、肘等大关节，急性期可呈游走性。痛呈锥刺状，一般镇痛药无效。部分患者的关节有红肿，侧有化脓。局部肿胀如滑囊炎、腱鞘炎、关节周围炎等也较多见。肌肉疼痛多见于两侧大腿和臀部，后者可出现痉挛性疼痛。

④睾丸炎，也是布病的特征性症状之一，是睾丸及附睾被累及所致，大多呈单侧性，睾丸可大如鹅卵，伴明显压痛。

⑤次要症状，有头痛、神经痛、肝脾肿大、淋巴结肿大等，皮疹较少见。

（3）慢性感染

主诉多，尤以夜汗、头痛、肌痛及关节痛为多，还可有疲乏、长期低热、寒战或寒意、胃肠道症状等，如胃纳差、腹泻、便秘等，还可有失眠、抑郁、易激动等，易被诊为神经症。

急性期遗留的症状，如背痛、关节痛、坐骨神经痛、明显乏力、夜汗、迁延多日的低热等。固定而顽固的关节痛多见于羊型，化脓性并发症则多见于猪型。

（4）局灶性感染

布病可局限在几乎所有的器官，最常局限在骨、关节、中枢神经系统，表现为相应临床症状、体征。

（5）复发感染

经抗菌治疗后约 10% 的患者出现复发。复发往往发生在初次治疗结束后 3~6 个月。复发往往与细菌的耐药性、细菌在细胞内的定位及不规范治疗有关。

布病的并发症及后遗症包括贫血、心内膜炎、肝脓肿、脾脓肿、肺炎、肾小球肾炎等。确诊该病需多结合当地流行病学信息、相关临床症状和体征，并排除其他疑似疾病及免疫实验结果。如果一旦出现布病类似症状的患者，要及时到正规的医疗机构就诊，并向医生提供牛、羊等接触史，进行布鲁氏菌检测，如确诊为布病应严格按照医生要求全程治疗。如不及时治疗或未全程治疗，很容易出现慢性化。

（三）布病的治疗

1. 急性感染

（1）一般疗法及对症疗法

患者应卧床休息，注意水、电解质及营养的补充，给予足量维生素 B 族和维生素 C，以及易于消化的食物。高热者可同时应用解热镇痛剂。肾上腺皮质激素有助改善血症症状，但必须与抗生素合用，疗程 3~4 天。有人认为，感染累及中枢神经系统及长期有睾丸肿痛者，均为应用激素的指征。

（2）抗菌治疗

利福平对本病有效。羊、猪型感染者以四环素与链霉素合用为宜。

2. 慢性感染

一般认为四环素与链霉素合用有一定疗效，但四环素的疗程应延长至

6 周以上，链霉素以 4 周为宜。对局限化脓病灶也可给予手术引流。

（四）布病的预后

一般预后良好，经过规范治疗大部分可以痊愈。少数病例因为遗留骨、关节的器质性损害，导致肢体活动受限。慢性病例中导致中枢神经系统损坏也会出现相应的后遗症。

（五）常见问题

1. 布病真的会导致不孕不育吗？

由于严重的布病会导致男性病例出现睾丸炎，女性病例出现卵巢炎，所以很多人担心会因此而导致"不孕不育"，但布病不会直接导致不孕不育。但若出现相应生殖器官感染，可能间接导致不孕不育，及时进行有效治疗可避免相关风险。

2. 日常生活应该怎样预防布病？

（1）普通人群

应该注意个人卫生，养成良好的卫生习惯。要想远离布病，就不能吃生的或半生的牛羊肉，不喝未加工的奶类；吃涮锅、铁板烧或烧烤时，一定要将肉煮熟；胎盘是病畜含菌最多的部位，尽量少吃，最好不要自己加工烹饪；自己做牛羊肉菜肴时，最好戴手套洗肉、切肉；生熟肉案板一定要分开使用。

（2）职业人群（与羊牛等产业相关的人群）

在进行宰杀、剥羊皮、剪羊毛、挤乳等作业时，须穿戴防护工作服、胶皮手套、橡胶围裙、帽子、口罩和胶靴等，绝不赤手接触牲畜的体表、排泄物、流产物等；工作后用肥皂洗手，工作场所及时清扫、消毒。若牲畜出现布鲁氏菌感染，应及时与其他牲畜隔离。

3. 布病防控有何技巧？

新鲜的牛羊奶要"煮三沸"后才可以饮用。在购买鲜奶时，最好自备盛奶容器。加工肉制品时，生、熟肉的砧板和刀具要分开，如有皮肤破损要戴手套，加工完后要用开水烫洗。牛羊肉制品要煮熟煮透，在撸串时一定要烤熟烫透。不要购买来源不明的肉制品和奶制品。

第七节　肾综合征出血热的防控

（一）什么是肾综合征出血热？

肾综合征出血热，又称流行性出血热，是由汉坦病毒属的各型病毒引起的，以鼠类为主要传染源的一种自然疫源性疾病。该病呈世界流行性。1955 年在我国内蒙古大兴安岭林区及陕西秦岭北坡山区暴发，1980 年以来流行强度逐渐加大，全国年报告病例数逾 10 万，危害严重，目前除青海省缺乏疫情资料外，其余 33 个省、自治区、直辖市均已报告该病发生或流行，近 70 年累计发病人数已达 165 万，死亡 4 万余人。2004—2012 年全国 31 个省区市均有出血热病例，发病趋势呈现先下降后小幅回升，累计报告病例 123 ~ 476 例，发病重灾区位于黑龙江省、吉林省、辽宁省和陕西省。

1. 病原学

汉坦病毒对乙醚、氯仿、去氧胆酸盐敏感，不耐热和不耐酸，高于 37℃ 及 pH 5.0 以下易被灭活，56℃ 30min 或 100℃ 1min 可被灭活。对紫外

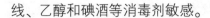

线、乙醇和碘酒等消毒剂敏感。

2. 流行病学

传染源：我国发现 53 种动物携带汉坦病毒，主要宿主是啮齿类动物，其他动物包括猫、猪、犬和兔等。在我国以黑线姬鼠、褐家鼠为主要宿主和传染源。

传播途径：①呼吸道传播。携带病毒的鼠类的排泄物，如尿、粪、唾液等污染尘埃后形成气溶胶通过呼吸道感染人体。②消化道传播。进食被携带病毒的鼠类的排泄物所污染的食物可经口腔或胃肠道黏膜感染。③接触传播。被鼠咬伤或破损伤口接触带病毒的鼠类的排泄物或血液后亦可导致感染。④垂直传播。孕妇感染该病毒后可以经胎盘感染胎儿，曾从感染肾综合征出血热孕妇的流产儿脏器中分离到汉坦病毒。⑤虫媒传播。尽管我国从恙螨和柏次禽刺螨中分离到汉坦病毒，但其传播作用尚有待进一步证实。

人群易感性：人群对该病普遍易感，以男性青壮年为主。在流行区隐性感染率可达 3.5% ~ 4.3%。发病后 3~5 天便可从感染者外周血中检出抗汉坦病毒 IgM 抗体，第 2 周达高峰；IgG 抗体多于病后 1 周末检出，高峰在第 2~3 周后，以后滴度逐渐下降，部分患者可保持终生。

流行特征：①地区性。主要分布在亚洲。在我国，本病好发于海拔 500m 以下的地区，疫区主要分布于丰水带、多水带和过渡带的农业区（如山东、陕西、湖北、湖南、浙江、江苏、江西及安徽等省）及东北林区（如黑龙江省）。目前我国的流行趋势是老疫区病例逐渐减少，新疫区则不断增加。②季节性和周期性。本病虽四季均能发病，但有较明显的高峰季节，其中姬鼠传播者以 11 月至次年 1 月为高峰，5 至 7 月为小高峰。家鼠传播者以 3 至 5 月为高峰。林区姬鼠传播者以夏季为流行高峰。③人群分布。男性青壮年农民和工人发病较高，其他人群亦可发病，不同人群发病的多少与接触传染源的机会多少有关。

（二）关于肾综合征出血热的几个小问题

1. 只有疫区工作者才会得肾综合征出血热吗？

近年来随着休闲方式的改变，旅游、爬山和野外活动增加了城市人群的感染概率。

2. 该病由什么传播？哪些人容易得？

在我国，黑线姬鼠和褐家鼠是主要传染源，该病毒通过被鼠尿、便、唾液污染的食物或通过伤口感染人类，人与人之间罕见互相感染。从事户外工作的青壮年男性更容易得肾综合征出血热。

3. 肾综合征出血热早期有哪些症状？

发热：38℃以下、38~40℃、40℃以上各占1/3，"热退病进"（发热退了，但病情加重）是其特点。

出现"三红"：患者面红、颈部发红、胸部发红（指头按压皮肤后发红部位退色）。部分患者出现眼球结膜充血，呈现"酒醉貌"。

出现三痛：患者头痛、腰痛、眼眶痛。

腋窝、四肢、胸部、软腭等部位出现散在针尖大小的出血点或瘀点、瘀斑。

有恶心、腹痛等症状。

个别出血热患者只有发热、全身极度困倦、恶心等不典型症状。

肾损伤：出现蛋白尿、管型尿和血尿，肾功能下降。

血常规异常：白细胞总数升高，常出现异常淋巴细胞，血小板减少明显。

4. 怀疑自己患肾综合征出血热应注意什么？

怀疑自己患肾综合征出血热一定要查血常规、血生化、尿常规，进一步可查肾综合征出血热抗体，注意勿用较强解热镇痛药。

5. 肾综合征出血热的救治原则是什么?

救治原则是"三早一就"，指针对患者要早发现、早休息、早治疗和就近治疗，如此能减轻重要器官出血，减少并发症，缩短病程，提高治愈率。早发现（早认识），避免误诊错诊，加重病情；早休息（也就是早卧床），有病不要挺，以防病情加重而出现休克、大出血；早治疗（液体治疗），早按出血热治疗；就近治疗，减少不必要的搬动。

6. 什么时间肾综合征出血热多发?

每年 11 月至次年 1 月为发病大高峰，5 至 7 月为发病小高峰。该病与秋收、夏收等农事活动有关。

7. 怎么预防?

接种疫苗：接种双价肾综合征出血热疫苗是预防该病见效最快、最安全、最实用的防控措施。

防鼠、灭鼠：野外作业时要注意防鼠，避免与鼠类及其排泄物、分泌物接触；用鼠药或鼠夹灭鼠；接触死老鼠时应戴手套；死老鼠应深埋焚烧。

管理好食品：食物要放在老鼠接触不到的地方，以防老鼠排泄物、分泌物污染；剩饭菜必须加热后食用；餐具用前应煮沸消毒等。

搞好环境卫生：室内外垃圾及时清理，消灭鼠孳生地；打扫卫生时戴口罩、帽子和手套，防止吸入带毒尘埃等。

肾综合征出血热病死率与临床类型、治疗迟早及措施是否正确相关。近年来通过早期诊断和治疗措施的改进，目前病死率由 10% 下降至 3% ~ 5% 以下。

第八节　疟疾的这些知识你该了解

（一）何为疟疾？

疟疾，老百姓俗称"打摆子"，是夏、秋季常见的一种危害人体健康的寄生虫病，引起这种疾病的病原体是疟原虫。疟原虫是一种寄生虫，它主要是靠蚊子来传播，当蚊子吸食患疟疾的患者的血液时，疟原虫进入蚊子的胃内进行大量繁殖，在叮咬健康人时就将疟原虫带入被叮咬人的血液，继而引起疟疾传播流行。疟原虫主要有 4 种：间日疟原虫、三日疟原虫、恶性疟原虫和卵形疟原虫，分别引起间日疟、三日疟、恶性疟及卵形疟。

（二）疟疾的流行情况

据世界卫生组织报告，全球大约 40% 的人口受疟疾威胁，每年有 3.5 亿~5 亿人感染疟疾，110 万人因疟疾死亡；每天有 3000 儿童因患疟疾而失去生命，多为 5 岁以下儿童；非洲和东南亚是疟疾高度流行区。

经过多年的积极防治，我国疟疾疫情已经显著下降。至 2021 年，除云南省边境地区以外，其他省份已经没有本地感染病例报告，98% 的病例都是境外输入性病例。由于外出务工、经商、旅游等人口流动频繁，特别是往返国外疟疾高度流行区的人数增多，输入性疟疾病例呈现上升趋势，恶性疟死亡时有发生。

（三）我国疟疾形势表现

分布广泛。全国 34 个省区市和新疆生产建设兵团都有输入性疟疾病例报告。

输入性疟疾主要来源地为非洲、东南亚地区。我国近年来的劳务输出人员主要是流入非洲、东南亚地区从事筑路、石油勘采、农业等野外作业，这些地区条件艰苦，防蚊设施较差，疟疾感染率高。

输入性疟疾病例主要为青壮年男性。

输入性疟疾病例中以恶性疟为主。

（四）得了疟疾有什么表现？

对于无免疫力的人而言，通常在受到感染的蚊虫叮咬后 10~15 天出现症状。最初症状（发热、头痛和寒战）可能较轻，因此难以发现是疟疾。如果不在 24h 内予以治疗，可能发展成严重疾病，并且往往会致命。

患有严重疟疾的儿童常常出现以下一种或多种病症：严重贫血，与代谢性酸中毒相关的呼吸窘迫或脑型疟。成人也频频出现多脏器病症。在疟疾流行地区，人们可能产生局部免疫力，导致出现无症状感染。

典型的疟疾发作分为四期：潜伏期、发冷期、发热期和出汗期。

潜伏期：从人体感染疟原虫到发病（口腔温度超过 37.8℃），称潜伏期。潜伏期包括疟原虫的第一个繁殖周期，一般间日疟、卵形疟 14 天，恶性疟 12 天，三日疟 30 天。感染疟原虫量不一样、株不同、人体免疫力的差异、感染方式的不同均可造成不同的潜伏期。温带地区有所谓长潜伏期虫株，可长达 8~14 个月。输血感染潜伏期 7~10 天。胎传疟疾，潜伏期更短。有一定免疫力的人或服过预防药的人，潜伏期可延长。

发冷期：骤感畏寒，先为四肢末端发凉，迅觉背部、全身发冷。皮肤起鸡皮疙瘩，口唇、指甲发绀，颜面苍白，全身肌肉关节酸痛。进而全身发抖，牙齿打颤，有的人盖几床被子仍不能制止，持续约 10min，有的甚至长达 1h，后寒战自然停止，体温上升。此期患者常有重病感。

发热期：冷感消失以后，面色转红，发绀消失，体温迅速上升，通常发冷越显著，则体温就愈高，可达 40℃ 以上。高热患者痛苦难忍，有的辗转不安，呻吟不止；有的谵妄，甚至抽搐或不省人事；有的剧烈头痛、顽固呕吐。患者面红、气促，结膜充血，皮灼热而干燥，脉洪而速，尿短而色深。多诉心悸，口渴，欲冷饮。持续 2~6 小时，个别达 10 余小时。发作数次后唇鼻常见疱疹。

出汗期：高热后期，颜面手心微汗，随后遍及全身，大汗淋漓，衣服湿透，2~3h 后体温降低，常至 36℃ 以下。患者感觉舒适，但十分困倦，常安然入睡。一觉醒来，精神轻快，食欲恢复，又可照常工作。此刻进入间歇期，这样的症状隔 1~2 天后会再次发生。病情严重的患者还会出现意识混乱、昏迷和休克，以及肝、肾衰竭等症状危及生命。有些患者的症状不典型，只有发热、头痛、乏力等像感冒的症状，往往容易被误诊。

从国外疟疾流行区返回的人员，如出现发热、发冷、头痛等症状，应该主动向口岸检验检疫人员申报，以便得到及时救治。回国后的 1 个月内，如出现发冷、发热、头痛等症状，应及时就医，主动告知医生国外务工居留史，尽早确诊，防止延误治疗。

（五）哪些人最容易感染疟疾？

到河谷地带从事经济作物开发的青壮年、住在田棚或到森林里从事野外作业的人员、从无疟区到疟区打工的民工、出入边境留宿人员、无防蚊设施的青少年儿童等均属于高风险人群，最容易感染疟疾。

为此，在你即将出国或回国的时候，特别提醒需要关注疟疾防治相关事宜。出国前，要了解所去国家或地区的疟疾流行情况，可到当地疾病预防控制中心咨询有关疟疾防治知识。在国外期间，在非洲、东南亚等境外高风险区时，一旦出现发冷、发热、出汗、乏力等症状，应尽快到医院就诊，以防止病情恶化。回国后，一旦出现发冷、发热、头痛等症状，应及时去医院就诊，并告知医护人员自己的外出史，便于医护人员排查疟疾。

（六）怀疑得了疟疾该怎么办？

曾于疟疾传播季节在疟疾流行区住宿、夜间停留或近 2 周内有输血史，当出现发热情况时，应考虑疟疾的可能性。过去曾患过疟疾的患者，当出现原因不明发热时，也应考虑再燃或复发的可能。

当有上述情况发生时，及时到正规医院就医并主动告知医生，以便正确诊断。一旦确诊为疟疾，需按医嘱全程、规范服用抗疟药。疟疾是一种可治愈的传染病，在治疗上已经有很多高效的药物，只要患者积极配合，做到早就诊、早诊断、早治疗，就可以早康复。否则很容易造成病情延误，导致重症和死亡病例的发生。另外，患间日疟和卵形疟的患者治愈后，第二年 3—4 月还要进行抗复发治疗，彻底杀灭肝内疟原虫休眠子，防止复发。

（七）怎样预防疟疾？

疟疾主要由雌性按蚊叮咬传播，偶尔可因输血经血液传播、母亲有疟疾导致胎儿感染，因此预防疟疾最好的办法是防止蚊子叮咬，另外还可通过服用预防药进行预防。药物预防是有效的，流行地区的婴儿和孕妇及新进入流行地区的易感者都应采用适当药物预防。

在疟疾流行区，尽量避免在蚊虫活动高峰期（黄昏和夜晚）到野外活动；如必须在户外作业，可穿长袖衣和长裤，皮肤暴露的部位可涂抹驱避剂，防蚊叮咬；房屋安装纱门、纱窗；屋内有蚊子时，睡觉时使用蚊帐或在睡觉前卧室喷洒杀虫剂或点蚊香。在有媒虫活动季节，疟疾患者要适当隔离，防止被蚊虫叮咬，造成传播，感染他人。

总之，疟疾是一种可防可治的寄生虫病，经过卫生工作者几代人的努力，我国除边境地区以外，本地感染病例几乎已经消除，近几年疟疾病例均为非洲和东南亚输入病例，出国劳务人员是预防疟疾的重点人群，特别是输入性恶性疟危重病例，病情凶险，延误治疗就会危及生命。所以，朋友们要珍爱生命，若出现症状，应及时就医，尽早确诊，早诊断、早治疗，就可以早康复，防止延误治疗。

第九节 野外归来后反复发热，小心"恙虫病"

天气逐渐转凉，每到这个季节，有一种病就会悄无声息地传播开来。这样的患者多因反复高热就诊，应用头孢等抗生素均无效。它就是恙虫病！

（一）什么是恙虫病？

恙虫病是由恙虫病立克次体感染引起的一种自然疫源性传染病，又名丛林斑疹伤寒，是一种急性人畜共患传染病，主要通过恙螨幼虫叮咬而传播给人。徐州地区常见散发病例，多发生于秋季，与恙螨和老鼠的密度增加有关。

（二）流行病学

该病分布很广，多发生于亚洲太平洋地区，尤以东南亚多见。在我国，该病流行区包括广东、福建、广西、江西、湖南、云南、四川、贵州、西藏、安徽、陕西、江苏、浙江、山东、台湾和海南等地区，东南沿海地区和岛屿居民多发。

1. 传染源

鼠类是该病的主要传染源。广东省城镇以家鼠为主，而农村以社鼠、黄毛鼠为主。此外，兔、猪、猫和鸡等也能感染该病，也可以成为传染源。恙螨被恙虫病立克次体感染后，可经卵传给后代，亦能成为传染源。人患病后，虽然血液中也有恙虫病立克次体，但被恙螨幼虫叮咬的可能性很小，故患者作为传染源的意义不大。

2. 传播途径

当人在疫区的草地上工作、活动或坐卧时，被带有病原体的幼虫叮咬致病。

3. 人群易感性

人对恙虫病普遍易感，但患者以青壮年居多，职业以农民、从事野外劳动者居多，因上述人群较多接触丛林杂草，因此暴露机会较多。

4. 流行特征

本病一般为散发，但亦可发生流行。由于鼠类及恙螨的孳生繁殖受气候及地理因素影响较大，故恙虫病的发病具有明显的季节性和地区性。但我国南北流行的季节有差异，南方省区多发生于夏、秋季，一般见于5—11月，以6—8月为高峰，此期间降雨集中，尤其暴雨期，能够引起地面恙螨扩散，病例发现也较多。但北方多发于秋、冬季，一般见于9—12月，流行高峰出现在10月，与恙螨及野鼠的密度增加有关。该病多分布于热带及亚热带的河溪两岸，且多见于灌木及杂草丛生的平坦地带。其中海岛、沿海地区较多，山区较少。

（三）恙虫病的临床表现

恙虫病发病急，一般有发热、皮疹、淋巴结肿大、肝脾肿大、叮咬部位焦痂或形成溃疡和周围血液白细胞数减少等。

患者体温迅速上升，1~2 天内可达 39~41℃，一般持续 1~3 周，个别病例可超过 1 个月。常伴畏寒或寒战、剧烈头痛、全身酸痛、疲乏、嗜睡、食欲下降、恶心、呕吐、畏光和咳嗽等。可有颜面及颈胸部潮红、结膜充血、皮疹、焦痂或溃疡、淋巴结肿大、肝脾肿大等。病程进入第 2 周后，可出现神经系统、循环系统、呼吸系统的症状，少数患者可有广泛的出血现象。危重病例呈严重的多器官损害，出现心、肝、肾衰竭，还可发生弥散性血管内凝血。第 3 周后，患者体温下降，症状减轻，并逐渐康复。若未及时得到有效的病原治疗，部分患者可病重，甚至死亡。

1. 焦痂与溃疡

人被受感染的恙螨幼虫叮咬后，局部出现红色丘疹，继成水疱，然后发生坏死、出血，随后结成黑色痂皮，形成焦痂。焦痂呈圆形或椭圆形，边缘突起，如堤围状，周围有红晕，大小不等，直径可为 2~15mm，多为 4~10mm。若无继发感染，则不痛不痒，也无渗液。痂皮脱落后即成溃疡，其基底部为淡红色肉芽组织，起初常有血清样渗出液，随后逐渐减少，形成一个光洁的凹陷面，偶有继发性化脓现象。多数患者仅有 1 个，偶见 2~3 个，亦有多至 11 个焦痂或溃疡的报道。焦痂可见于体表任何部位，但由于恙螨幼虫喜好侵袭人体湿润、气味较浓及被压迫的部位，故焦痂多见于腋窝、阴囊、外生殖器、腹股沟、会阴、肛周和腰带压迫等处。此外，患者发病时通常已有焦痂。

2. 淋巴结肿大

焦痂附近的局部淋巴结常明显肿大（可借此寻找焦痂），常伴疼痛和压痛。一般大者如核桃，小者如蚕豆，可移动，无化脓倾向，多见于腹股沟、腋下、耳后等处，消退较慢，常于疾病的恢复期仍可摸到。全身浅表淋巴结肿大（目后、颌下、腋下、颈、腹股沟）者也相当常见。

3. 皮疹

皮疹出现于病程的第 2~8 天，多见于病程的第 4~6 天，少数病例可于发病时即出现，或迟至 14 天后才出现。皮疹的发生率在各次流行中也有较大差异。皮疹多为暗红色充血性斑丘疹，少数呈出血性，无痒感，大小不一，直径为 2~5mm，多散布于躯干和四肢，面部很少，手掌和脚底部更少，极少数可融合呈麻疹样皮疹，多经 3~7 天后消退，不脱屑，可有色素沉着。有时，于病程第 7~10 天可在患者口腔软、硬腭及颊部黏膜上发现黏膜疹或出血点。

4. 肝脾肿大

肝大占 10%~30%，脾大占 30%~50%，质软，表面平滑，一般无触压痛，偶有轻微触痛。

5. 其他

舌尖、舌边常呈红色，伴白色和黄色厚苔。眼结膜充血为常见的体征之一。部分患者皮肤充血，故有颜面及全身皮肤潮红现象。心肌炎较常见，心率可达 120 次/min 以上，心电图可呈 T 波低平或倒置、束支传导阻滞现象。严重者可发生心力衰竭与循环衰竭。肺部体征依病情轻重而异，轻者可无明显体征，重者可发生间质性肺炎，以呼吸困难为主，可出现发绀现象。危重病例可出现多器官损害，心、肝、肾衰竭，出现休克、氮质血症、出血倾向和昏迷。

（四）治疗

患病后如果能及早发现和治疗，大部分患者的预后良好。但如果延误治疗，可能会发生多脏器功能衰竭、消化道出血等并发症，甚至死亡。羔虫病在发病 2 周内治疗最佳，应卧床休息，多饮水，进食流质或半流质这些易于消化的食物，补充 B 族维生素和维生素 C。加强护理，注意口腔卫生，定时翻身。重症患者应加强监护，及时发现各种并发症和合并症，采取有效的治疗措施。高热可用冰敷、乙醇拭浴等物理方式降温，酌情使用解热药物，慎用大量发汗的解热药。出现烦躁不安时可适量应用镇静药物。保持大便通畅，每日尿量为 2000ml 左右。皮疹、焦痂外用氯霉素、红霉素。此外还应抗感染治疗。

（五）防治事项

预防该病最关键的是避免被恙螨幼虫叮咬，所以，在野外工作或活动时，尽量不要在草地上坐卧，扎紧衣裤袖口，必要时可以涂上防虫液。此外，应注意灭鼠、除杂草。

四大要点：除杂草、进入草地要穿长衣长裤、在皮肤暴露处涂抹驱虫剂、离开野地后沐浴更衣。

第十节　　　冠状病毒的前世今生

2019 年 12 月，湖北省武汉市部分医院陆续发现了多例有华南海鲜市场暴露史的不明原因肺炎病例，现已证实为一种新型冠状病毒感染引起的急性呼吸道传染病。至此"新型冠状病毒"成为人们生活中的高频词汇。但何谓"新型"？新型冠状病毒与冠状病毒有何关系？接下来就带领大家了解冠状病毒的前世今生。

（一）病原学

冠状病毒是 RNA 病毒中基因组最大的病毒。国际病毒学分类委员会将冠状病毒分为 α、β、γ、δ 共 4 个属，前 2 个属主要感染哺乳动物和人，在人群中主要引起呼吸道感染，动物中引起肠道感染，后 2 个属主要感染禽类。

变异性：由于冠状病毒的基因组大而复杂，其转录过程也较复杂，各种冠状病毒的不同基因组可在其非编码区分别发生不同的变异，从而改变其调控功能；编码区又可编码不同的功能蛋白；加上 RNA 病毒复制缺少校正（proof reading）过程，在自然界与动物体内复制过程中发生重组与变异的机会更高，因此可能出现新的或再现的冠状病毒株。

致病性：冠状病毒原来主要在动物引起呼吸道和肠道感染，在免疫力低下人群中发生一些不严重的感染。2002—2003 年，我国香港、广东地区突然出现严重急性呼吸综合征（SARS），冠状病毒的人-人间传播才引起了全球的关注。

（二） 7 种人冠状病毒

2 种人冠状病毒 HCoV-OC43（OC43）和 HCoV-229E（229E）在 20 世纪 60 年代被发现。

2002 年严重急性呼吸综合征冠状病毒（sever acute respiratory syndrome coronavirus，SARS-CoV）在广东省发现。

2004 年和 2005 年又先后在荷兰和中国香港地区发现致病性冠状病毒 HCoV-NL63（NL63）和 HCoV-HKU1（HKU1）。

2012 年，中东呼吸综合征冠状病毒（Middle-East respiratory syndrome coronavirus，MERS-CoV）在中东地区出现。

2019 年 12 月在武汉发现第 7 种人新型冠状病毒（2019 novel coronavirus，2019-nCoV）感染病例。

以上 7 种人冠状病毒除 229E 和 NL63 属于 α 冠状病毒属外，其余 5 种均属于 β 冠状病毒属。在致病能力方面，SARS-CoV 和 MERS-CoV 及 2019-nCoV 可引发严重的肺炎，而 229E、NL63、OC43 和 HKU1 通常只引发上呼吸道感染。

（三）宿主

冠状病毒有十分广泛的宿主种类，其中最受喜欢的是蝙蝠。迄今为止，在蝙蝠中经鉴定已有 200 余种冠状病毒。对蝙蝠的病毒组学研究发现，其中 35% 是冠状病毒。虽然果子狸作为 SARS-CoV 传播的中介动物，由蝙蝠传给人已被认可，但对于 MERS-CoV 则较难解释由蝙蝠传给人，还需要了解其"跳出"蝙蝠的机制。2019-nCoV 与蝙蝠冠状病毒有较高的同源性，但与 SARS-CoV 有明显的区别，其中间宿主仍有待于进一步确定。此外，除人以外的许多动物，如鼠、猫、犬、马、猪、牛等，均有分别感染相应冠状病毒的可能，引发的疾病也有所不同，可涉及呼吸道、消化道，甚至神经系统。由于冠状病毒广泛存在于野生及家畜动物中，故可通过不同机制进行跨种传播。

（四）在中国流行的可引发严重肺炎的病毒

1. SARS-CoV

SARS 通常简称为"非典"，由 SARS-CoV 引起，2002 年在广东省暴发后迅速扩展到全国大部分地区。该病具有起病急、潜伏期短、传染性强、传播快、人群普遍易感、病死率高等特点。主要经呼吸道传播，人群普遍易感。

2. 2019-nCoV

2019-nCoV 在全球范围内引发了大流行，是一起国际关注的突发公共卫生事件。2019-nCoV 感染导致新型冠状病毒感染（COVID-19），其临床表现包括无症状感染、急性呼吸窘迫综合征、不同程度的肺炎、严重呼吸衰竭甚至死亡。

（1）传染源

传染源主要是 2019-nCoV 感染的患者。目前无症状感染者已明确具有感染性，潜伏期和恢复期患者的传染性还有待研究明确。

（2）传播途径

①呼吸道飞沫传播是 2019-nCoV 传播的主要方式。病毒通过患者咳嗽、打喷嚏、谈话时产生的飞沫传播，易感者吸入后导致感染。

②2019-nCoV 可通过与感染者间接接触传播。间接接触传播是指含有病毒的飞沫沉积在物品表面，污染手后，在接触口腔、鼻腔、眼睛等黏膜，会导致感染。

③粪-口传播被认为是 2019-nCoV 潜在的传播途径，需进一步调查研究。

④气溶胶传播，咳嗽和喷嚏是产生气溶胶的主要过程，气溶胶传播受温度、湿度、通风等多种条件影响。研究表明，在密闭空间中 2019-nCoV 气溶胶的感染性、完整性可保持 16 h。

⑤母婴传播，存在母婴垂直传播的可能，需进一步调查研究。

（3）易感人群

人群普遍易感。

（4）临床表现

基于目前的流行病学调查，潜伏期 1~14 天，多 3~7 天，以发热、乏力、干咳为主要表现。少数患者伴有鼻塞、流涕、咽痛、肌痛和腹泻等症状。重症患者多在发病1周后出现呼吸困难和/或低氧血症，严重者可快速进展为急性呼吸窘迫综合征、脓毒症休克、难以纠正的代谢性酸中毒和出现凝血功能障碍及多器官功能衰竭等。多数患者预后良好，少数患者病情危重。老年人和有慢性基础疾病者预后较差，儿童病例症状相对较轻。

（5）预防注意事项

①不熬夜，规律饮食，适当运动，保持良好情绪状态，增强抵抗力。

②如出现发热、咳嗽、乏力、胸闷、呕吐、腹泻、肌肉酸痛等可疑症状应及时就医。

③公共场合规范佩戴口罩，口罩在变形、污染后会导致防护性能下降，要及时更换。

④公共场所尽量与他人保持至少1m的距离。

⑤接触公用物品后及时清洗双手，未清洗之前不接触眼、鼻、口。

⑥打喷嚏、咳嗽等用纸巾掩护，防止飞沫喷溅；或用衣袖遮盖，如用双手遮掩则及时清洗双手。

（6）疫苗接种

疫苗接种是预防控制乃至消灭传染病最经济、安全和有效的手段。从2019-nCoV流行情况来看，接种疫苗对预防重症等有一定的作用，现有疫苗对新变异病毒株也有一定的防御效果。

第六章

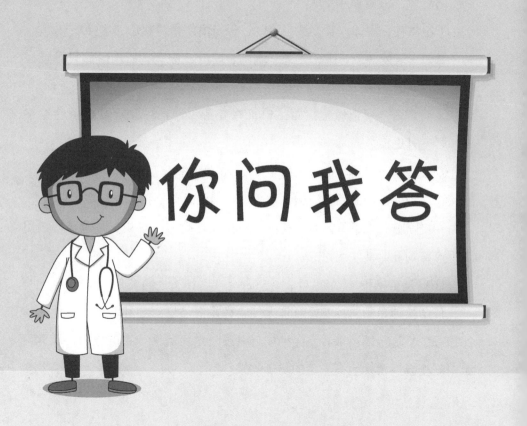

你问我答

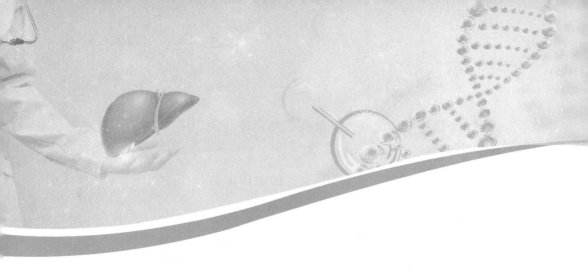

第一节　可以和乙肝病毒携带者密切接触吗？

长期以来，"是否可以和 HBV 携带者密接接触"这个问题困扰着很多人，在感染科的日常工作中，也经常有患者咨询相关的问题，比如：

Q1：我的同事是 HBV 携带者，我能和他一起吃饭吗？

Q2：我的婆婆是 HBV 携带者，我现在怀孕了，将来能让她帮忙带孩子吗？

Q3：我的男朋友是 HBV 携带者，我们准备结婚，我有什么要注意的吗？我们可以要孩子吗？

Q4：母亲是 HBV 携带者，给孩子喂奶会传染给孩子吗？

要想回答以上这些问题，我们首先要搞清楚：

1. HBV 携带者包括哪些人，有没有传染性？传染性大小取决于什么？

HBV 携带者，是指感染了 HBV，没有肝炎症状和体征，肝功能等各项检查正常，1 年内连续随访 3 次以上，血清 ALT 和 AST 均在正常范围，肝组织学检查一般无明显异常的群体。主要成因是母婴传播及接触 HBV 等传染途径，HBV 携带者大多是感染 HBV 之初就处于病毒潜伏携带的状态，也可以是发病后出现的一种转归状态。

HBV 携带者是否有传染性要看他血液中的 HBV 定量，也就是 HBV DNA 水平。如果 HBV DNA 是阳性的，那这个人的血液就有传染性，且 HBV DNA 水平越高，传染性越强；如果 HBV DNA 是阴性的，那这个人的血液就没有传染性。

2. HBV 是怎样传播的？

HBV 有 3 种主要传播途径：母婴传播，血液、体液传播，性传播。

母婴传播：包括宫内感染、围生期传播、分娩后传播。宫内感染主要经胎盘获得，约占 HBsAg 阳性母亲的 5%，可能与妊娠期胎盘轻微剥离有关。经精子或卵子传播的可能性未被证实。围生期传播或分娩过程是母婴传播的主要方式，婴儿因破损的皮肤或黏膜接触母血、羊水或阴道分泌物而传染。分娩后传播主要由于母婴间密切接触。在我国，母婴传播显得特别重要，人群中 HBsAg 阳性的 HBV 携带者中 30% 以上是由该传播方式积累而成。

血液、体液传播：血液中 HBV 含量很高，微量的污染血进入人体即可造成感染，如输血及血制品、注射、手术、针刺、共用剃刀和牙刷、血液透析、器官移植等均可传播。随着一次性注射用品的普及，医源性传播已明显下降。虽然对供血员进行严格筛选，但不能筛除 HBsAg 阴性的 HBV 携带者。输入被 HBV 感染的血液和血液制品后，可引起输血后感染。

性传播：乙肝患者可以通过性行为传播 HBV。性传播也是属于体液传播的一种。另外接吻也能传播，如果口唇黏膜破损了也有这种可能性。在家庭中，夫妻如有一人是乙肝患者或 HBV 携带者，另一方一定要接种乙肝疫苗，获得抗体；在日常生活中还要做好各项预防措施。

世界卫生组织对乙肝的传播有着非常明确的说法——HBV 并不通过以下渠道传播：共用餐具、母乳喂养、拥抱、接吻、握手、咳嗽、喷嚏，或在公共游泳池玩耍或类似行为。日常工作生活中，HBV 携带者传染概率极小，基本等同于健康人，所以只要平时注意些，一般是不会被 HBV 携带者传染的。

有了上面两方面的知识，我们就可以回答以上问题了。

Q1：**我的同事是 HBV 携带者，我能和他一起吃饭吗？**

和 HBV 携带者一起吃饭应该是安全的。只在一种情况下，可能被传染，那就是其血液 HBV DNA 水平比较高，并且口腔里面有明显的破损／伤口，有活动性出血，且其血液接触到了餐具，之后这个餐具又接触到了与其一起吃饭的人口腔里面的破损处。这种情况其实也是通过血液来传播的。要想在这种情况下避免被感染，其实也很简单，自己打乙肝疫苗，产生了 HBsAb 之后就是安全的了，就不用再担心会被感染了。

Q2：**我的婆婆是 HBV 携带者，我现在怀孕了，将来能让她帮忙带孩子吗？**

关于刚出生的宝宝和 HBV 携带者接触的问题，如果奶奶血液中 HBV DNA 是阳性的，那么最好在宝宝满月之前不要和宝宝有太亲密的接触，因为我国新生儿都会打乙肝疫苗，刚出生的时候打第一针，满月时打第二针。在满月之前，可能宝宝还没有产生足够的保护性抗体，这个时候还是有可能通过皮肤黏膜的微小伤口感染的。一般在打了第二针乙肝疫苗后宝宝就会产生比较稳定的 HBsAb，也就对 HBV 有了抵抗力，就不怕会被感染了。当然，如果奶奶的 HBV DNA 是阴性的，那就根本不用担心会有传染性，也就是可以照顾宝宝的。

Q3：**我的男朋友是 HBV 携带者，我们准备结婚，我有什么要注意的吗？我们可以要孩子吗？**

HBV 可以通过性途径传播，所以如果女孩的男朋友血液中 HBV DNA 是阳性的，那么就有可能通过性途径把 HBV 传染给她；而如果他的 HBV DNA 是阴性的，那么就完全不用担心会被他传染。女孩目前应该做的就是查一下自己的乙肝五项和肝功能，如果肝功能正常，而乙肝五项又是全部

第六章　你问我答

163

阴性的话，需要尽快打乙肝疫苗，产生 HBsAb 之后就不用再担心被感染了，而且女方有了 HBsAb 的话，将来怀孕，宝宝也就不会感染 HBV 了。

Q4：母亲是 HBV 携带者，给孩子喂奶会传染给孩子吗？

不会，因为如果母亲是携带者，在儿童出生 24h 内要注射 HBV 和乙肝免疫球蛋白，注射后就不用担心这个问题。但需要注意的是，不要让孩子咬破妈妈的乳头。

总之，要想自己安全，不被 HBV 感染，最简单的方法就是自己打乙肝疫苗，等到产生 HBsAb 之后就不用再担心被感染了。其实预防乙肝真的很简单，所以大家完全没有必要对 HBV 携带者避而远之。

第二节　　如何避免"乙肝妈妈"生出"乙肝宝宝"？

（一）概述

HBsAg 阳性的妈妈最担心的就是把乙肝传染给宝宝，这在医学上称为"HBV 的母婴传播"。如果"乙肝妈妈"不采取任何预防措施，那么宝宝被感染的概率是 70%～90%，而宝宝感染 HBV 后，90% 以上会发展成慢性乙肝，这是我们非常不愿意看到的。

HBV 由"乙肝妈妈"在快要生产时或生产的过程中传给宝宝，叫作"围生期母婴传播"，是 HBV 最主要的传播途径之一。自采取新生儿注射乙肝疫苗和高效价乙肝免疫球蛋白联合免疫以来，新生儿感染率已明显下降，但仍有约 10% 的新生儿阻断失败。阻断失败的主要原因是宫内感染，而发生宫内感染的婴儿现在还没有补救措施。孕妇血清中 HBV DNA 载量与母婴传播呈正相关，降低母血病毒载量能降低宫内感染的风险。综上所述，阻断母婴传播是乙肝的源头预防。

（二）传播途径：HBV是如何传染给宝宝的？

HBV传给宝宝主要有3个途径，分别是宫内、产时和喂养时。其中，产时传染给宝宝的可能性最大。

1. 宫内传播

宝宝在妈妈肚子里时，通过血液循环而感染HBV，这种传播方式引起的感染占5%～15%，相对较少。而母婴阻断失败，主要发生在宫内感染。

2. 产时传播

即妈妈在生产时，宝宝的皮肤黏膜擦伤，母亲血中的病毒通过擦伤的皮肤及黏膜进入新生儿体内、宝宝吞咽含有大量病毒颗粒的母血、羊水、阴道分泌物或者在子宫收缩过程中妈妈的血渗入胎儿的血循环导致宝宝感染HBV。生产过程中感染HBV的可能性最大，也最为多见。

3. 喂养时传播

婴儿与母亲的密切接触、母乳喂养，也能传播HBV。

（三）防与治：妈妈要做的准备

1. 怀孕前：乙肝准妈妈怀孕前需要做什么？

建议计划怀孕。妈妈没有症状，并不代表不会传染给宝宝，传染性强弱要看HBV含量的高低，即HBV DNA数值越高，传染性越强，阴性则无传染性。所以怀孕前要进行系统检查，做到对病情"心中有数"。需要检查的项目包括HBsAg、HBV DNA、肝功能、肝脏彩超等。

值得一提的是，除了肝硬化失代偿期外，HBV携带者、慢性乙肝患者、乙肝肝硬化代偿期的育龄期女性都可以正常怀孕生产。但若肝功能异常，ALT 水平大于正常值上限 5 倍时，建议治疗，待肝功能稳定后再计划怀孕。

2. 怀孕时：有什么需要注意的？

高病毒载量的"乙肝妈妈"在孕晚期时抗病毒治疗，有望实现"零母婴传播"。监测乙肝妈妈 HBsAg，定期诊疗和随访，如果可以，给 HBsAg 和 HBeAg 双阳性的母亲和婴儿同时注射乙肝疫苗和乙肝免疫球蛋白，可以预防 90% 的 HBV 母婴传播。①如果乙肝妈妈的 HBV DNA 较高（HBV DNA>$2×10^5$IU/ml）或 HBeAg 阳性，联合免疫阻断失败率较高，在乙肝疫苗和乙肝免疫球蛋白联合免疫的基础上，加用抗病毒预防（建议在孕 28~32 周开始口服抗病毒药物替诺福韦或替比夫定抗病毒治疗，并在生产前复查 HBV DNA），这样一来，阻断 HBV 母婴传播的成功率可达到近乎 100%。关于妈妈的抗病毒药物，如果是以阻断母婴传播为目的而服用抗病毒药物，产后即可停药；如果是以治疗乙肝为目的而服用抗病毒药物，产后不建议停药，按照正规抗病毒治疗即可。②孕妇 HBV DNA ≤ $2×10^5$IU/ml 或 HBeAg 阴性，无须服用抗病毒药物。

妊娠晚期不需使用乙肝免疫球蛋白，因为其不能减少母婴传播。

3. 分娩时：怎么生最好？

不论妈妈 HBV DNA 含量高或低，由于宝宝出生后会采取联合免疫预防，所以选择顺产还是剖宫产区别不大。

4. 分娩后：宝宝出生了，我该做些什么？

宝宝出生后联合免疫接种，可将母婴传播率降至 10% 左右；高病毒载量的妈妈，在孕晚期联合抗病毒治疗，可把传播概率进一步降低。

联合免疫接种，是将主动和被动免疫加在一起，效果更好。主动免疫指接种乙肝疫苗，被动免疫指注射乙肝免疫球蛋白。"乙肝妈妈"的宝宝在出生后 12h 内应尽早注射乙肝免疫球蛋白，同时在另一部位接种乙肝疫苗，并按照 "0、1、6（月）" 计划接种第 2 针和第 3 针乙肝疫苗。如果"乙肝妈妈"孕期没有好好准备的话，即使联合免疫接种有效率很高，仍有约 8% 的母婴传播无法避免。所以说，在孕期，患有乙肝的妈妈定期前往门诊评估尤其重要。高病毒载量的"乙肝妈妈"，在孕晚期抗病毒治疗，传给宝宝的概率有望降至零。

我能不能母乳喂孩子？可以母乳喂养。虽然 HBsAg 阳性妈妈的乳汁存在病毒，但母乳喂养不增加感染风险，这与新生儿出生后立即免疫预防有关，不论孕妇 HBeAg 阳性还是阴性，都应鼓励新生儿母乳喂养，且在预防接种前就可以开始哺乳。新生儿出生后 12h 内已完成免疫预防，具有免疫力，乳头皲裂或损伤出血、婴儿口腔溃疡或舌系带剪开造成口腔损伤等，均可哺乳。

关于抗病毒治疗的妈妈：①妈妈在怀孕时以预防为目的的抗病毒治疗，产后立即停药的，鼓励母乳喂养。②产后继续服药者，药物可通过乳汁分泌，虽然药物说明书建议服药期间不能哺乳，但研究显示，婴儿经母乳而吸收的替诺福韦酯和拉米夫定的血药浓度仅为孕妇血药浓度的 2% ~ 27%，远低于妊娠期服药者的宫内暴露浓度；孕妇产后短期服药且母乳喂养的新生儿，并没有出现额外的不良反应。因此，建议产后短期继续服药者（如产后 1 个月）坚持母乳喂养，而不是放弃母乳喂养。③如果产后需要持续服药，母乳喂养的研究资料有限，但结合母乳喂养的益处和婴儿曾经长期宫内暴露于药物未产生严重不良影响，可考虑母乳喂养，同时须密切观察药物对婴儿是否存在不良影响。

5. 母婴阻断的评价：怎么知道母婴阻断成不成功？

乙肝疫苗需要打 3 针，宝宝完成 3 针乙肝疫苗接种后 1 个月，一般是 7 月龄时，就可以进行乙肝标记物检测，以了解是否阻断成功。

第三节　肝病患者为什么要忌酒、戒烟？

当患有肝病时，不可避免地会有肝细胞的损伤，而烟酒恰恰是肝细胞的大敌。

一是酒精。酒精及其中间代谢产物乙醛具有毒性作用，可造成肝细胞脂肪变性、坏死或凋亡，加重肝损伤。肝脏解毒功能在慢性肝病时下降，肠道黏膜屏障破坏，细菌和其分泌的内毒素通过血液进入肝脏，使酒精对细胞的毒性所致的肝细胞损伤进一步加重。此外，长期过量摄入酒精的人群常伴随叶酸、维生素 B_6 和维生素 B_{12} 等人体必需营养成分的缺失，影像肝脏的合成代谢能力，同时胶原纤维生成增多，而胶原酶激活减少，导致肝纤维化的发生、发展。酒精合并病毒感染可加重肝脏损害的炎症反应，加速肝硬化和肝细胞癌的发生，对 ALD 的预后产生不良影响。

酒精性脂肪肝、酒精性肝炎、酒精性肝硬化患者的平均饮酒年限、每日摄入酒精量逐渐递增，持续大量饮酒是导致酒精性肝损害进展的重要因素。此外，我国病毒性肝炎患病率高，ALD 与病毒性肝炎共存者多，饮酒与肝炎病毒对肝细胞的损害有协同作用，肝炎患者饮酒可大幅加重肝脏的负担，加速肝脏疾病的发展，使肝硬化和肝癌的发病危险性增高。世界范围内，饮酒者 HBV、HCV 感染的血清学标志物阳性率均高于普通人群，且病毒滴度显著高于普通人群，表明饮酒者对病毒性肝炎的易感性增高。2017 年中国疾病预防控制中心调查显示，饮酒与慢性乙肝、慢性丙肝合并肝癌呈正相关，危险性约为非饮酒者的 2~4 倍。孟晓丹等人的调查研究显示，单纯肝炎病毒感染、单纯饮酒及肝炎病毒感染与饮酒共同损伤中，发生原发性肝癌所占比例分别为 33.3%、8.3% 和 37.9%。因此饮酒不仅是肝炎病毒的易感因素，两者同时存在可显著加重疾病的进展，协同促进肝癌的发生，引起预后不良。饮酒可使慢性肝病逐渐恶化，也可能导致急性肝衰竭。肝衰竭病情严重、并发症多、治疗困难、病死率高，是一种急危重症。

饮酒不仅加速肝病的进展，还可影响慢性肝炎的治疗效果。干扰素对丙肝的治疗作用已经被肯定，而酒精可促进 HCV 复制，降低干扰素敏感性，影响干扰素清除 HCV，同时还会降低患者的依从性，进一步减弱了干扰素的治疗效果。研究发现，饮酒量与干扰素抗病毒治疗应答直接相关，随着饮酒量的增加，应答率显著降低。

二是吸烟。香烟中的一些化学物质如尼古丁、可卡因、亚硝胺均为致癌物质，除了直接损伤肝细胞外，如果与饮酒、病毒感染等因素叠加将会起到对肝脏的进一步损伤。吸烟导致肝癌的风险和肝癌的死亡率，随着吸烟数量增加而增加，也就是吸烟量与肝癌的发生呈正相关。此外，吸烟可以使肝脏中的炎症进一步恶化，加速肝纤维化的进程，最终导致肝硬化。

第四节　导致肝病的主要原因有哪些？

肝病主要是指发生在肝脏的病变，包括乙肝、甲肝、丙肝、肝硬化、脂肪化、肝癌、酒精肝等多种肝病，是一种常见的且危害性极大的疾病。肝病的病因异常繁杂，目前主要认为是由以下几个原因所引起。①各种病原微生物的感染，如病毒、细菌、寄生虫、原虫等，其中以肝炎病毒最为严重；②药物和毒物的损害，由于人类接触化学物质和药物的机会越来越多，故药物性和中毒性疾病也相应增加；③营养不良和嗜酒，国外由酗酒所致的肝脏损害远比中国常见，中国由于营养缺乏所致的肝脏损害已渐减少；④代谢异常，由于肝脏是物质代谢的中心，任何一种物质代谢都与肝脏密切相关，如胆色素代谢异常可致黄疸、脂肪代谢异常可致脂肪肝、铜代谢异常引起豆状核变性等。

第五节　怎么区分流感和普通感冒？

秋冬季是呼吸道疾病高发季节，气温降低有利于病毒的存活和传播。那么感冒、流感有什么区别？它们在临床上的表现有何不同？生活中我们如何做好预防？现在邀请大家一起听听我们带来的专业介绍！

流行性感冒简称流感，是由流感病毒引起的一种急性呼吸道传染病。流感病毒按其核心蛋白分为4个型别：甲型（A型）、乙型（B型）、丙型（C型）和丁型（D型）。目前，甲型流感病毒的H1N1和H3N2亚型和乙型流感病毒共同循环引起流感的季节性流行。丙型流感病毒仅呈散发感染，丁型流感病毒主要感染牛且未发现人类感染。流感主要以发热、头痛、肌痛和全身不适起病，体温可达39~40℃，多有畏寒、寒战，多伴全身肌肉关节酸痛、乏力、食欲减退等全身症状，常有咽喉痛、咳嗽，可有鼻塞、流涕等症状。部分患者症状轻微或无症状。

普通感冒，俗称"伤风"，以鼻咽部卡他症状①为主要表现。多种病毒、支原体和少数细菌都可以引起感冒，每次发病可以由不同的病原引起，起病较急，初期有咽干、咽痒或烧灼感，发病同时或数小时后，可有喷嚏、鼻塞、流清水样鼻涕，2~3天后变稠，可伴咽痛。一般无发热及全

---

① 卡他症状是包括咳嗽、流涕、打喷嚏、鼻塞等在内的上呼吸道感染的临床症状。

身症状，或仅有低热、不适、轻度畏寒和头痛。一个人在一年中可以多次患感冒，无季节性，主要呈散发状态。

◆ 流行性感冒与普通感冒的区别

项目	流行性感冒	普通感冒
病因	流感病毒（甲、乙、丙、丁型）	病毒为主（鼻病毒、冠状病毒），少数由细菌（溶血性链球菌等）或支原体引起
传染性	强	弱
潜伏期	稍长，一般为1~7天，多为2~4天	短，1天左右
季节性	季节性明显，北方以冬季为主，南方则为冬夏两季，一般不会一年多次	季节性不明显，一般四季均可发生，可一年多次
主要症状	以全身症状为主，如高热、头痛、乏力、全身肌肉酸痛等，以及眼结膜炎	上呼吸道炎症为主，如喷嚏、鼻涕、咳嗽、咽痛等，严重者会发热、头痛
并发症	肺炎是最常见的并发症，其他并发症有神经系统损伤、心脏损伤、肌炎和横纹肌溶解、感染性休克等	少见
易感人群	人群普遍易感，有高危人群，比如儿童、老年人、肥胖人群、孕妇及免疫抑制患者、慢病患者	人群普遍易感，严重程度非常低，几乎没有致死病例
治疗	应尽快服用抗流感病毒的专门药物，并辅助以对症治疗	休息、对症治疗（镇咳、化痰）为主，症状不严重时一般不需要服用抗生素
是否能用疫苗预防	可通过每年接种流感疫苗进行预防	不能，应增强体质、改善营养，避免受凉或过度劳累

当然，我们除了根据上述情况进行鉴别以外，最简单的方法当然是去医院做病原学检查。检查方法包括病毒核酸检测、病毒分离培养、抗原检测和血清学检测等。对于家庭来说，虽然两种疾病的症状有相似，但是如果认真分辨是可以区分开的。

参考文献

1. 丁文龙，刘学政，孙晋浩，等. 系统解剖学 [M]. 9 版. 北京：人民卫生出版社，2018.

2. 王庭槐，罗自强，沈霖霖，等. 生理学 [M]. 9 版. 北京：人民卫生出版社，2018.

3. 葛均波，徐永健，王辰，等. 内科学 [M]. 9 版. 北京：人民卫生出版社，2020.

4. 崔慧先，李瑞锡，张绍祥. 局部解剖学 [M]. 9 版. 北京：人民卫生出版社，2018.

5. SCHIFF E R, SORRELL M F, MADDREY W C. Schiff's diseases of the liver [M]. 9th ed. Philadelphia：Lippincott，Williams & Wilkins，2003.

6. SHERLOCK S, DOOLEY J. Diseases of the liver and biliary system [M]. 11th ed. Oxford：Blackwell Science，2002.

7. ZAKIM D, BOYER T D. Hepatology：a textbook of liver disease [M]. 4th ed. Philadelphia：Saunders，2003.

8. 刘玮，亓飞，黄平，等. 白藜芦醇对大鼠酒精性脂肪肝的保护作用 [J]. 华西药学杂志，2017，32 (3)：264-266.

9. 李兰娟，任红，高志良，等. 传染病学 [M]. 9 版. 北京：人民卫生出版社，2018.

10. 中华医学会感染病学分会，中华医学会肝病学分会. 慢性乙型肝炎防治指南（2019 年版）[J]. 中华传染病杂志，2019，37（12）：711-736.

11. 戴瑛. 谈酒精性脂肪肝的预防保健及治疗 [J]. 世界最新医学信息文摘，2014，14（27）：241，244.

12. 中华医学会肝病学分会脂肪肝和酒精性肝病学组. 酒精性肝病诊疗指南 [J]. 胃肠病学，2010，15（10）：617-621.

13. 中华医学会肝病学分会药物性肝病学组. 药物性肝损伤诊治指南 [J]. 中华肝脏病杂志，2015，23（11）：810-820.

14. 万学红，卢雪峰，刘成玉，等. 诊断学 [M]. 9 版. 北京：人民卫生出版社，2018.

15. 中华医学会检验医学分会分子诊断学组. 肝细胞癌生物标志物检测及应用专家共识 [J]. 国际检验医学杂志，2020，41（24）：2945-2948.

16. 陈园生，李黎，崔富强，等. 中国丙型肝炎血清流行病学研究 [J]. 中华流行病学杂志，2011，9：888-891.

17. 许世伟，丰雪琴，裴定邦，等. 浅谈慢性乙型肝炎的中医认识 [J]. 中医临床研究，2013，5（23）：119-120.

18. 姚云洁，郭晓东，张瑞凤，等. 急性药物性肝损伤 65 例临床分析 [J]. 现代生物医学进展，2013，13（19）：3692-3695.

19. 袁月月. 肝病患者的最佳运动项目 [J]. 人人健康，2014（5）：53.

20. 叶军. 肝病的饮食治疗原则 [J]. 健康博览，2011（1）：13.

21. 丁美美，熊美玲，孟琴燕. 肝病患者心理护理 [J]. 内蒙古中医药，2014，33（30）：145.

22. 王莉. 浅谈肝病患者的心理护理 [J]. 中国医学创新，2010，7（20）：150-151.

23. 《中华传染病杂志》编辑委员会. 发热待查诊治专家共识 [J]. 中华传染病杂志，2017，35（11）：641-655.

参考文献

24. 张隽，童朝辉. 不明原因发热的诊断与辅助检查［J］. 中国临床医生杂志，2007，35（8）：6-10.

25. 翟永志，刘刚. 不明原因发热病因诊断进展［J］. 中国医药导报，2011，8（16）：11-12.

26. 卢士博，潘金玲，周曼曼. 成人不明原因发热临床特点的回顾性分析［J］. 当代医学，2020，26（2）：70-72.

27. 中国疾病预防控制中心. 狂犬病预防控制技术指南（2016版）［J］. 中国病毒病杂志，2016，6（3）：161-188.

28. 王刚，魏玉兵，孙鉴弘，等. 布氏杆菌病疫苗研究进展［J］. 湖北畜牧兽医，2019，40（4）：18-19.

29. 葛彩燕. 浅谈羊布氏杆菌病的防控与净化［J］. 中国畜禽种业，2019，15（4）：142.

30. 国家卫生健康委员会办公厅，国家中医药管理局办公室. 新型冠状病毒感染的肺炎诊疗方案（试行第七版）［J］. 全科医学临床与教育，2020，18（2）：100-105.

31. 钱汐晶，万彩虹，赵平，等. 新型冠状病毒疫苗研究进展［J］. 解放军医学杂志，2021，46（7）：710-717.

32. 中华医学会感染病学分会，中华医学会肝病学分会. 慢性乙型肝炎防治指南（2019年版）［J］. 中华肝脏病杂，2019，27（12）：938-961.

33. 崔富强，庄辉. 我国新生儿乙型肝炎母婴阻断成就和展望［J］. 中国病毒病杂志，2019，9（5）：321-326.

34. 沈哲，潘佳琪，虞朝辉. 拒绝二次伤肝，从戒酒开始［J］. 肝博士，2018（5）：13-14.